당신의 몸에 기적을 준다!

현대
요가 미용 건강 교본

현대레저연구회편

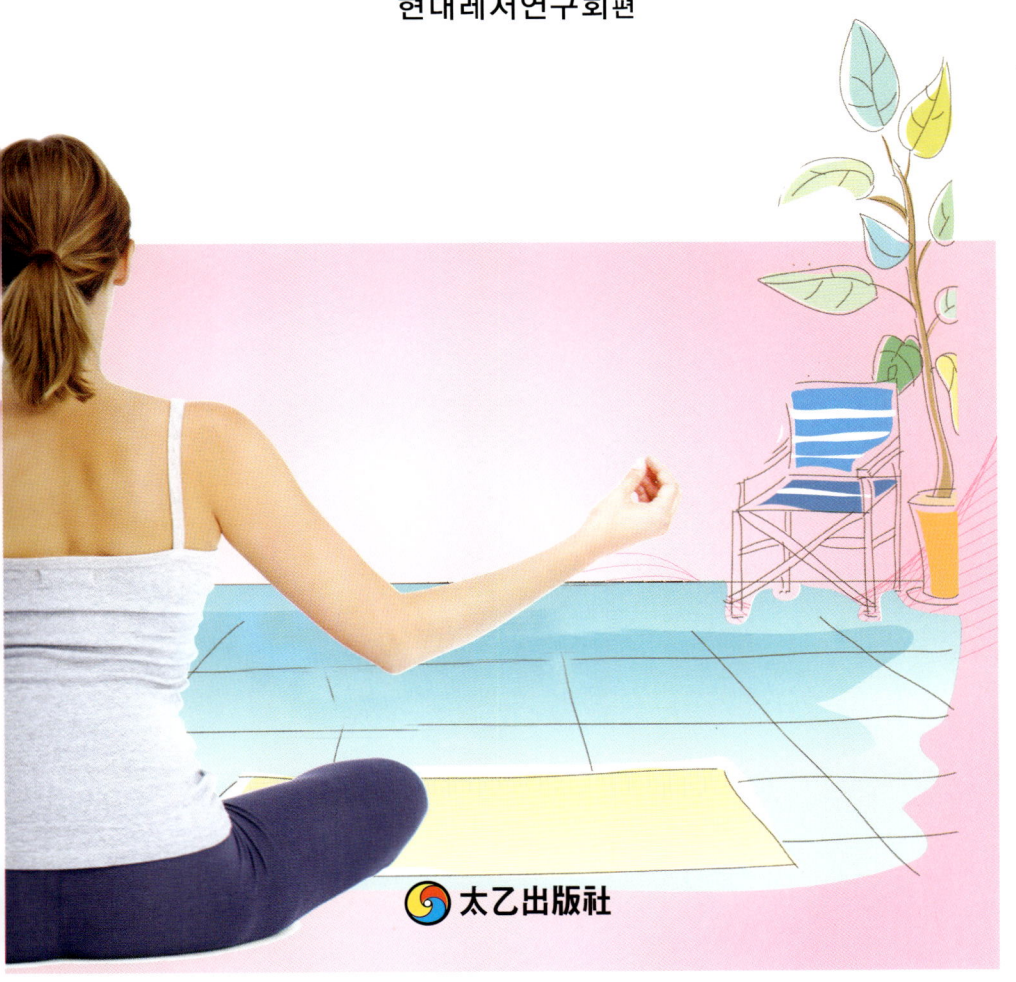

太乙出版社

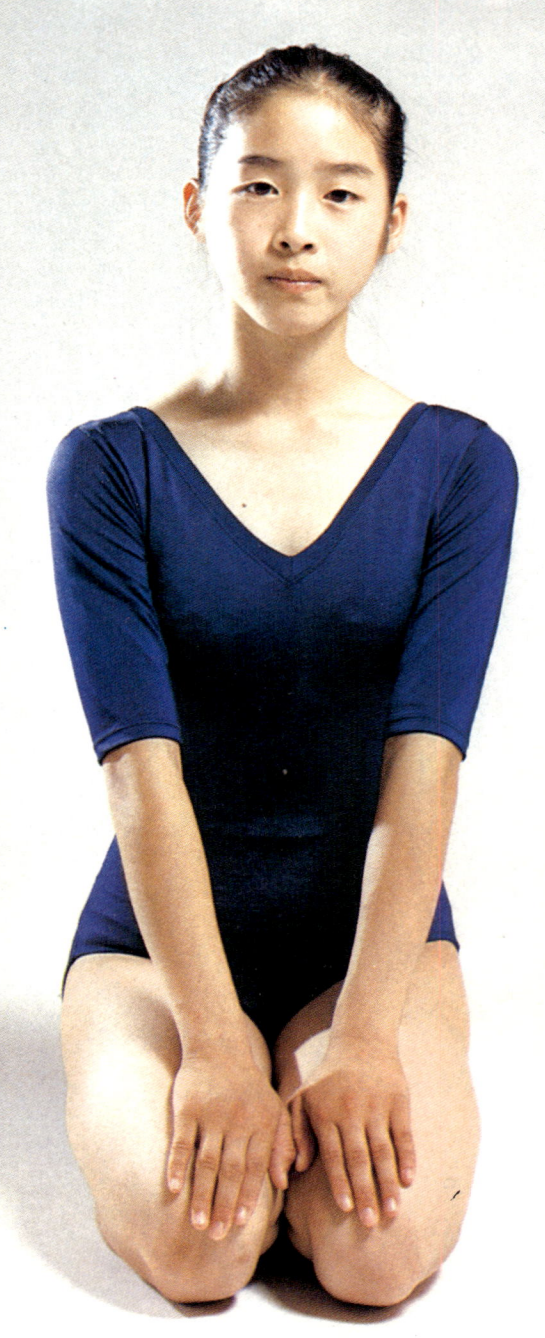

● 정좌(正座)의 자세

● 연꽃 모양의 자세

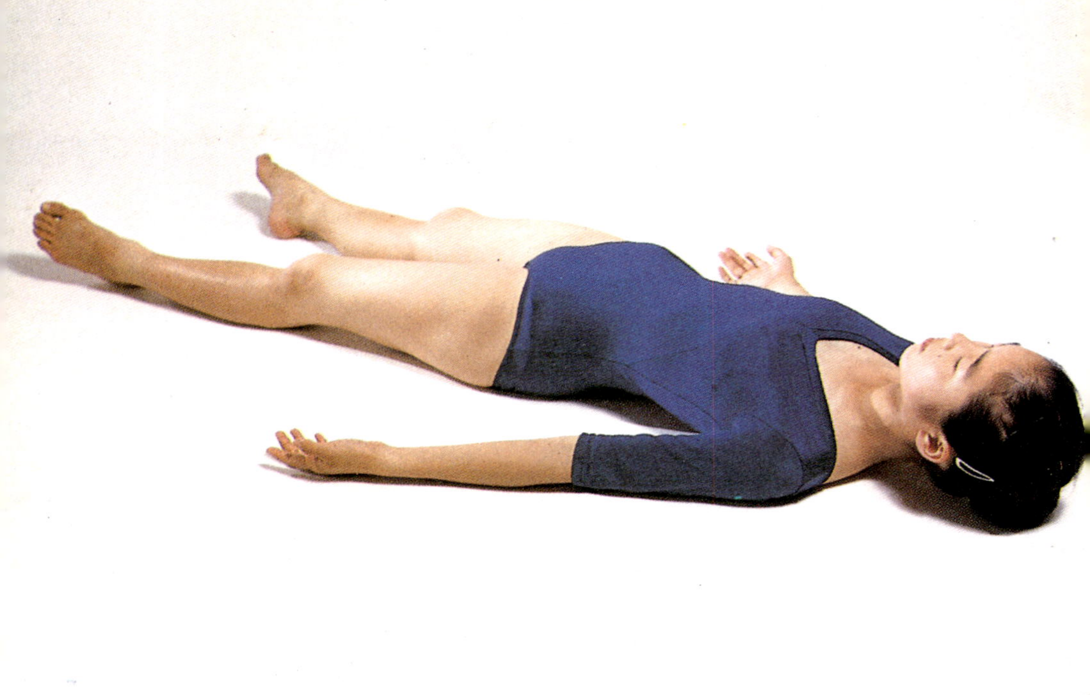

● 휴식하는 자세

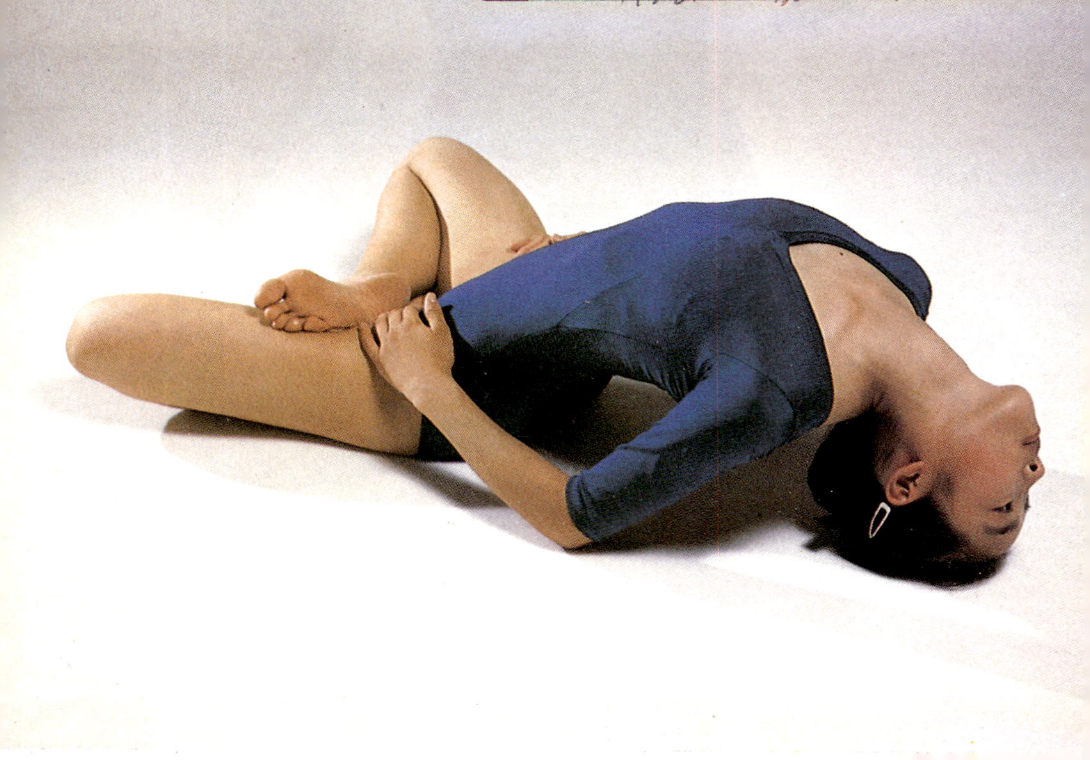

● 부드러운 물고기의 자세

● 귀까지 잡아끄는 활의 자세 (2)

● 맞함드라

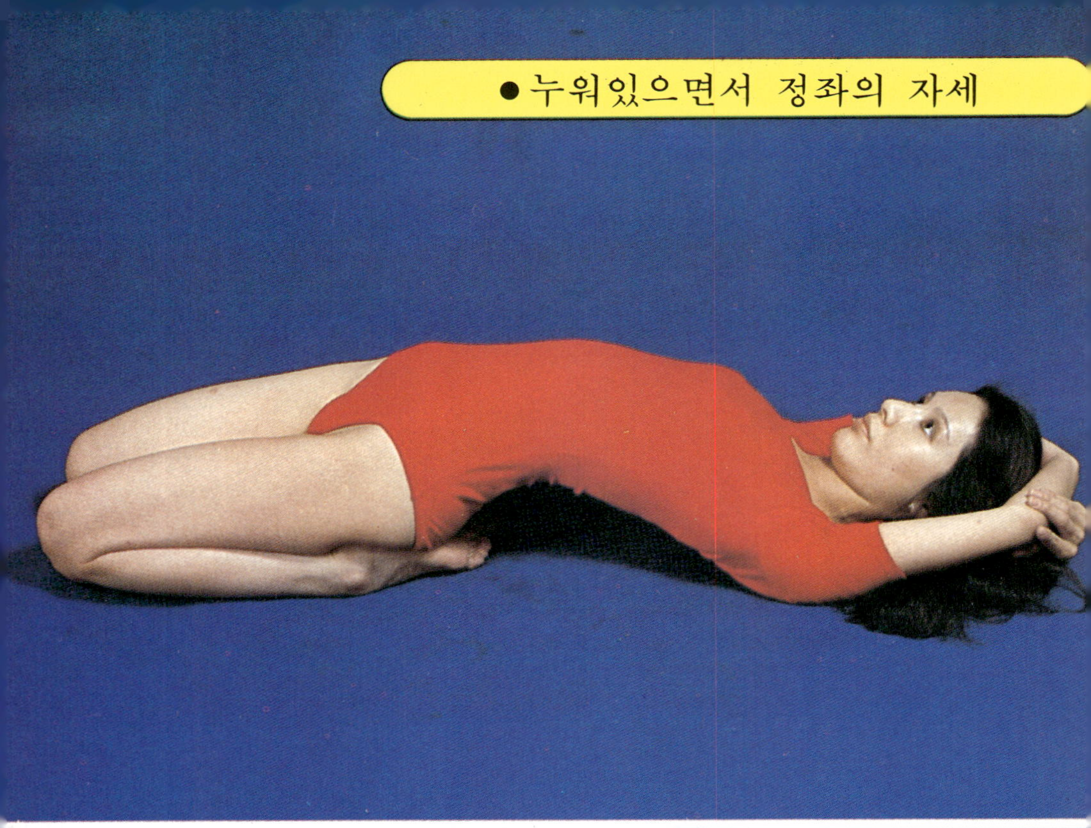

● 누워있으면서 정좌의 자세

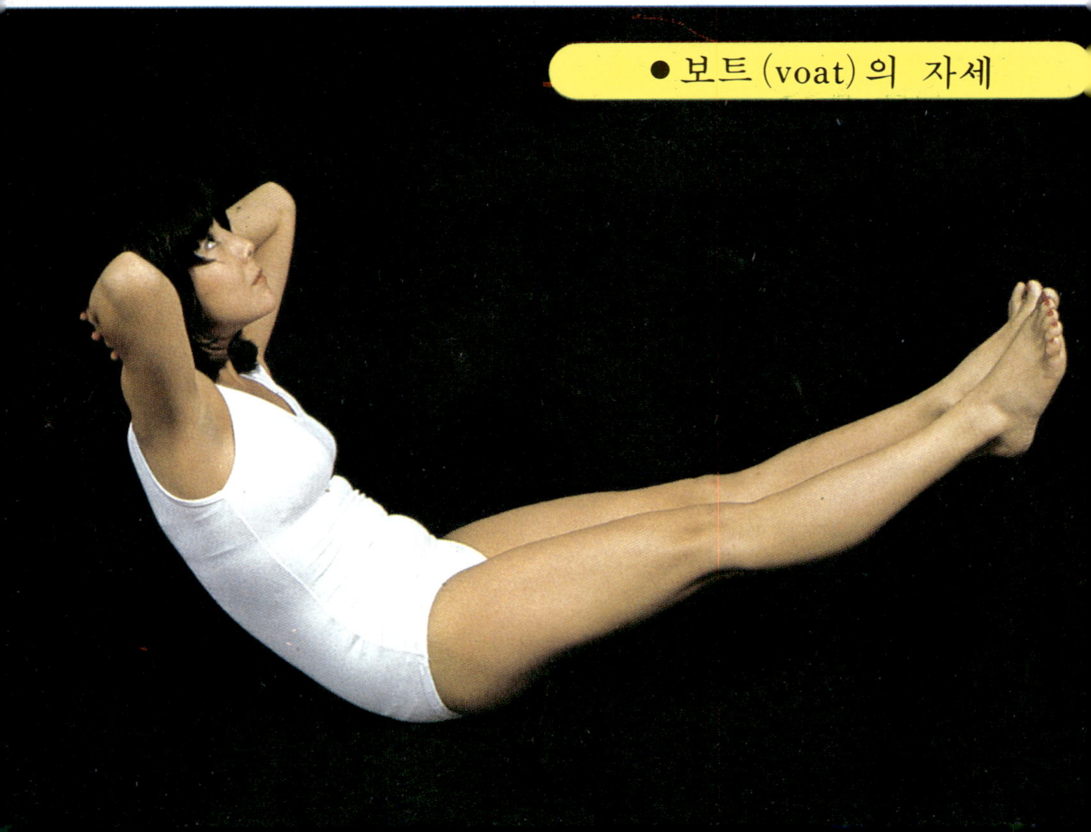

● 보트(voat)의 자세

● 부드러운 거북의 자세

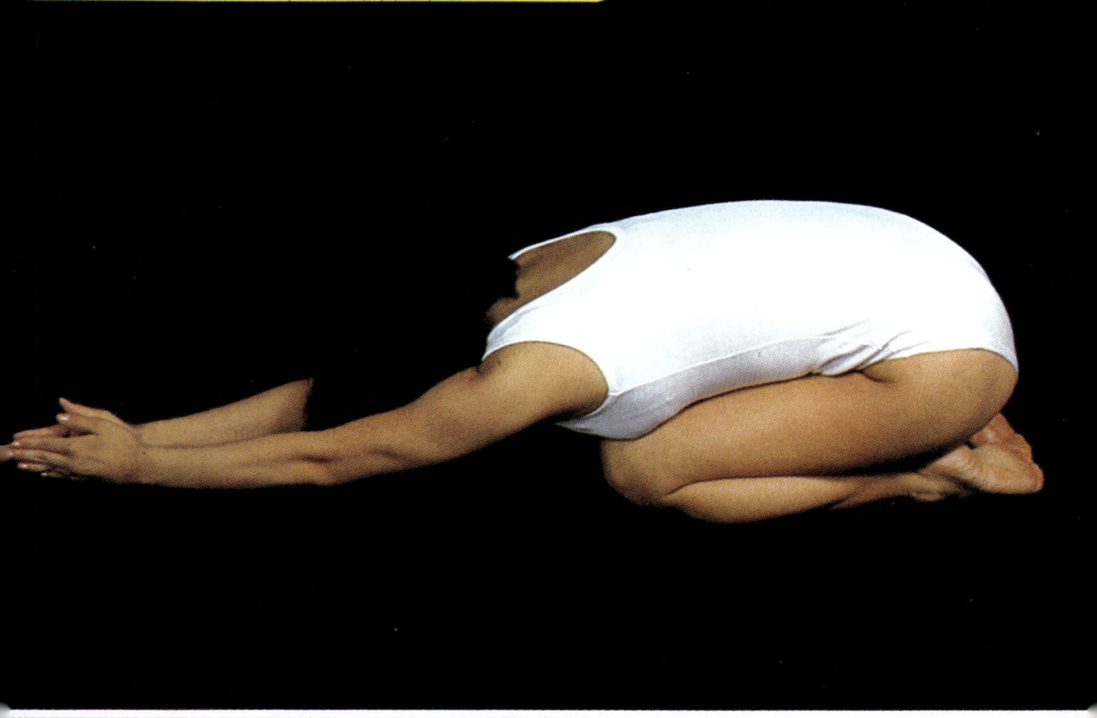

● 어려운 거북의 자세

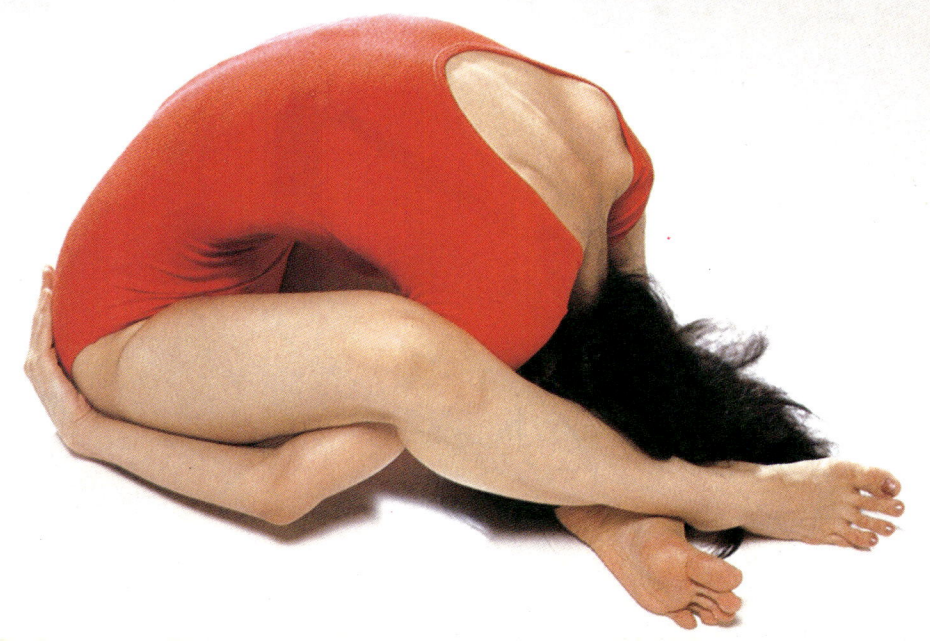

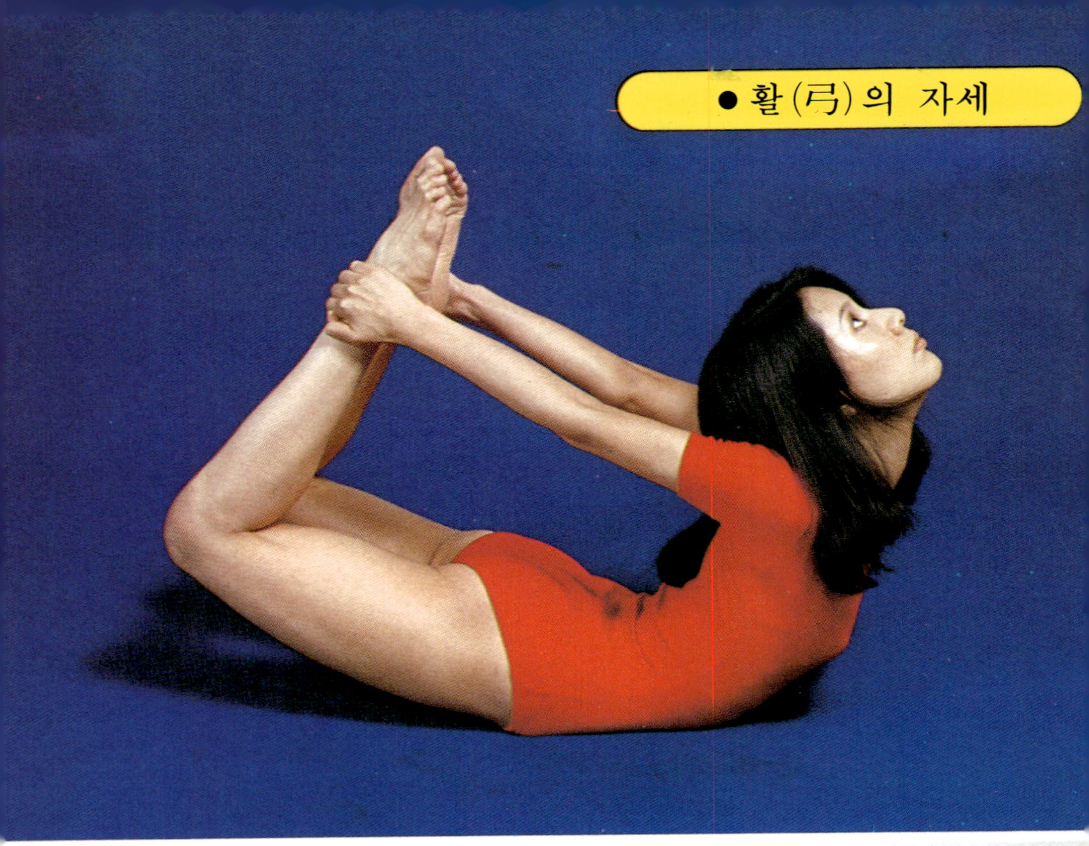

● 활(弓)의 자세

● 옆으로 향하는 활의 자세

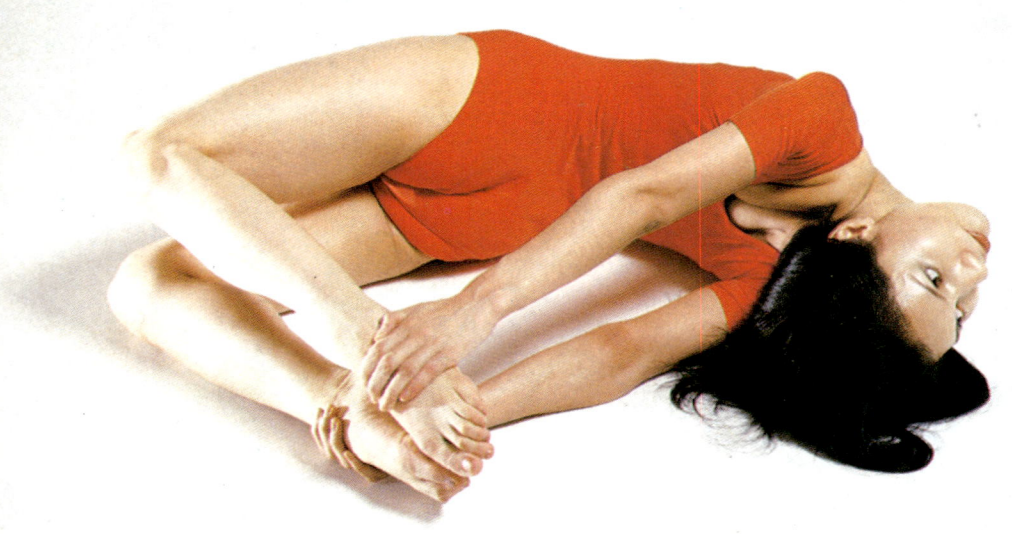

● 어깨로 서는 자세

●머리를 무릎에 붙이는 자세

●발을 드는 자세

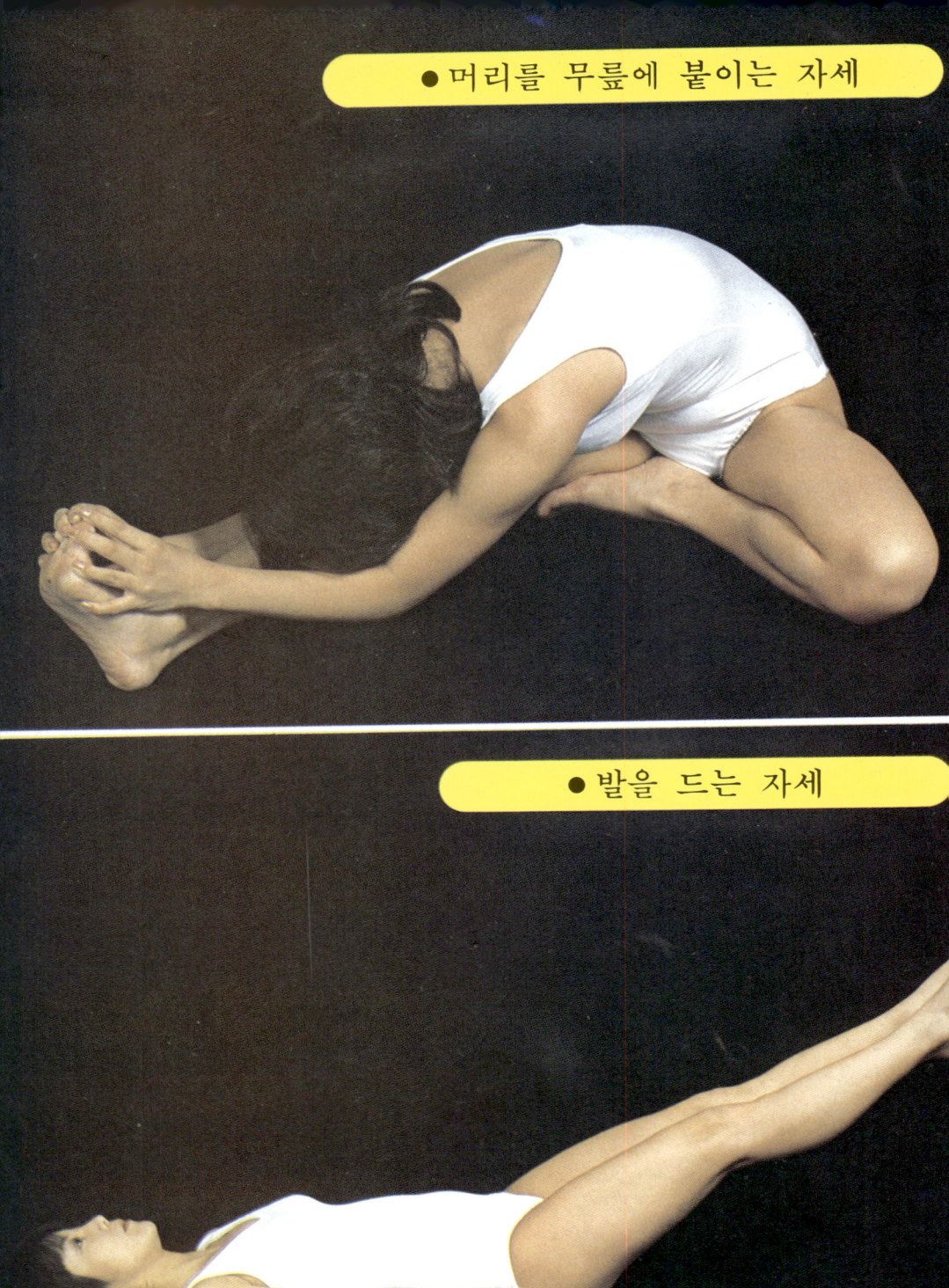

● 코브라의 자세

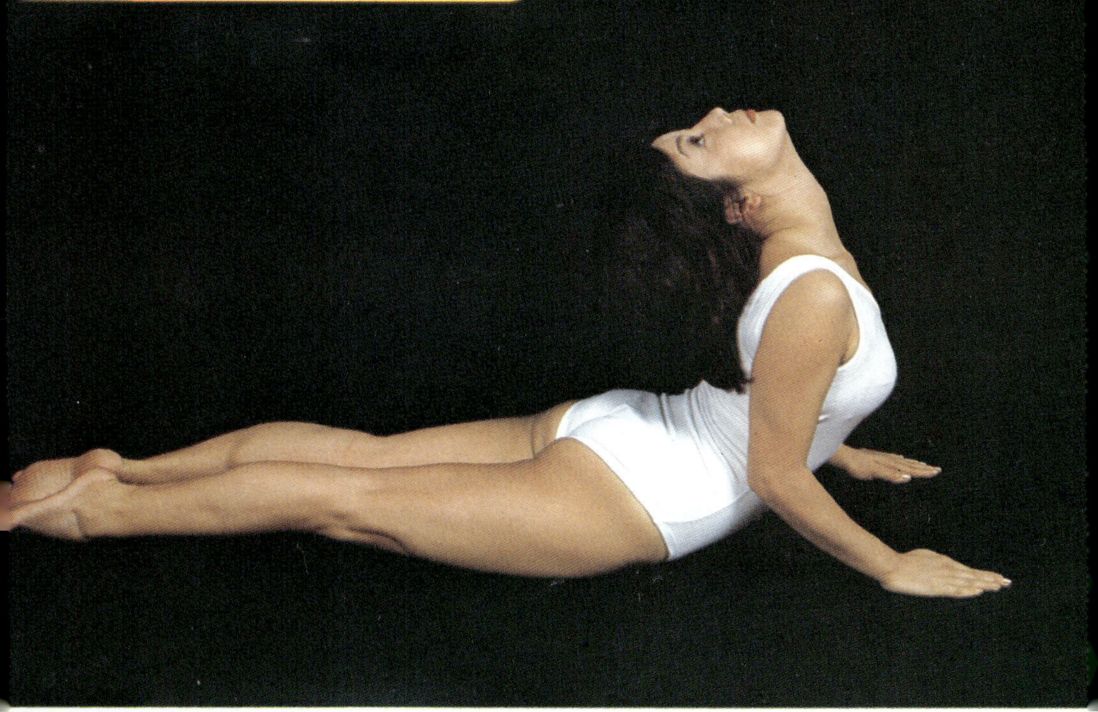

● 코브라 자세의 변형

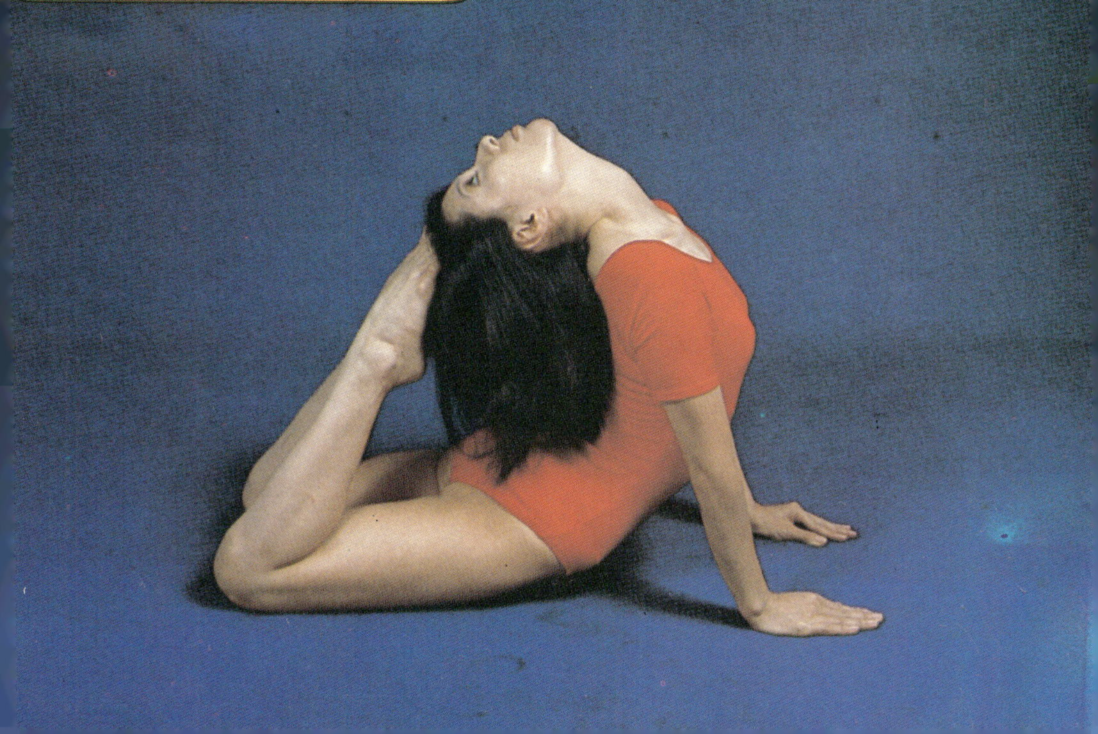

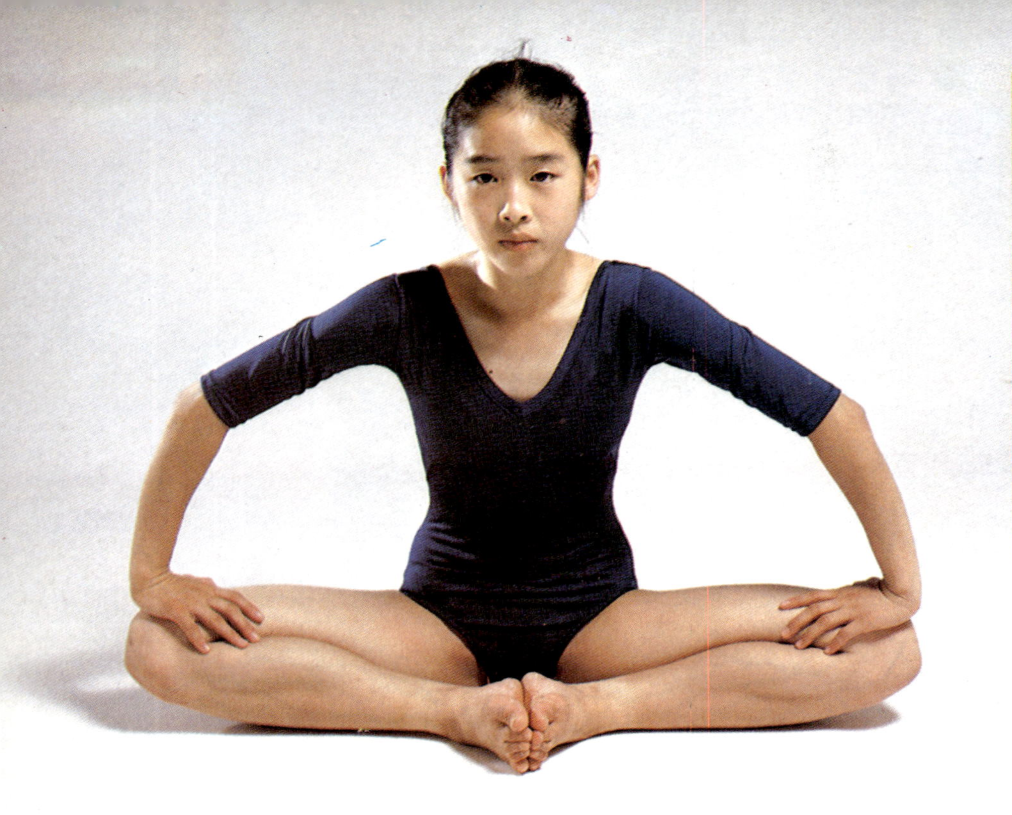

● 정좌의 자세의 변형

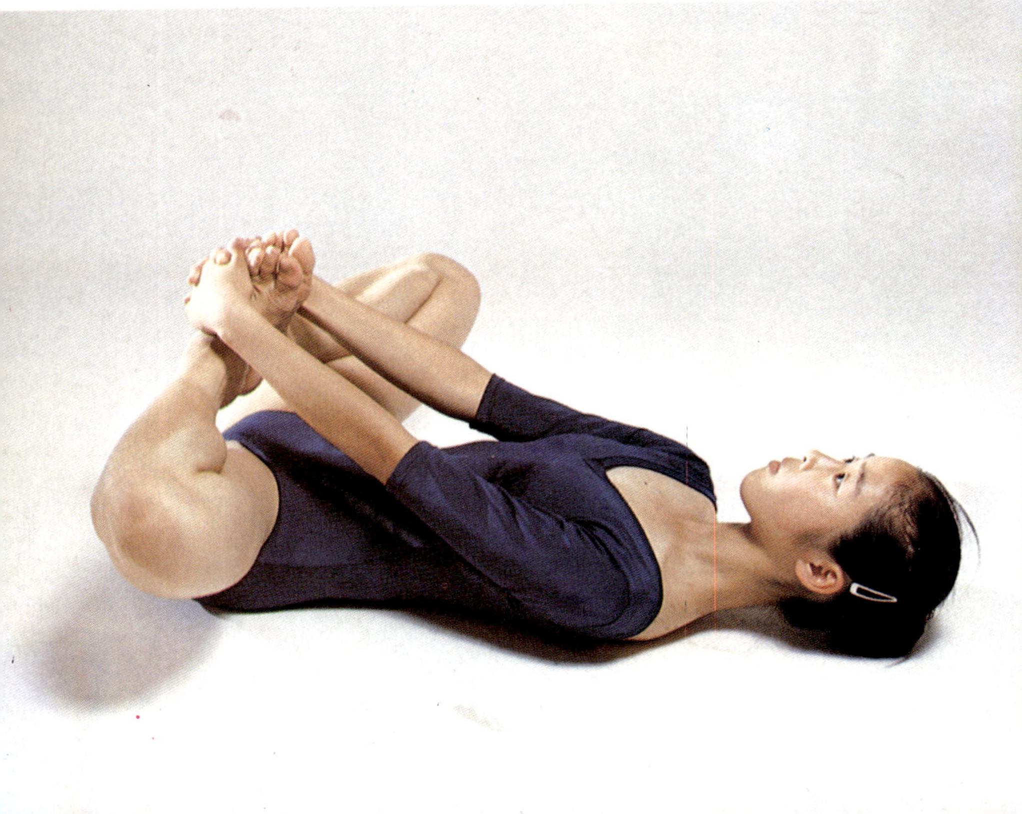

● 누워있으면서 상서로운 자세

● 소(牛)의 얼굴자세

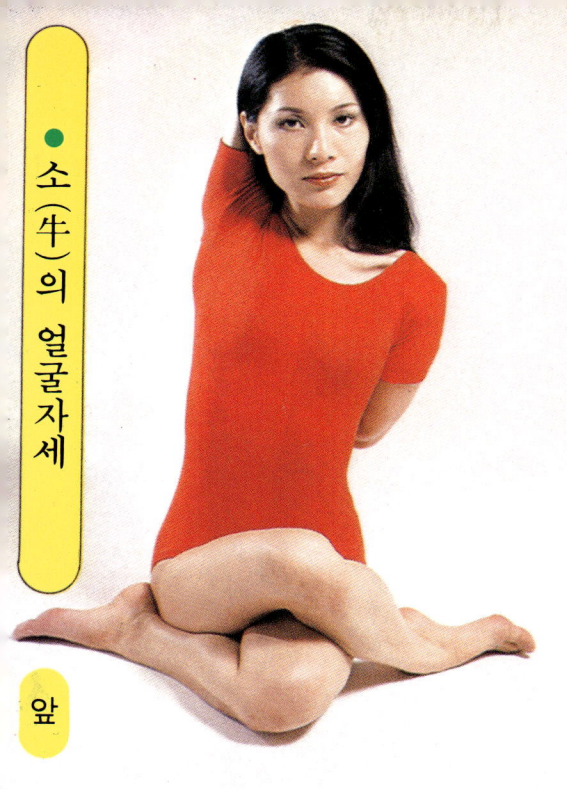
앞

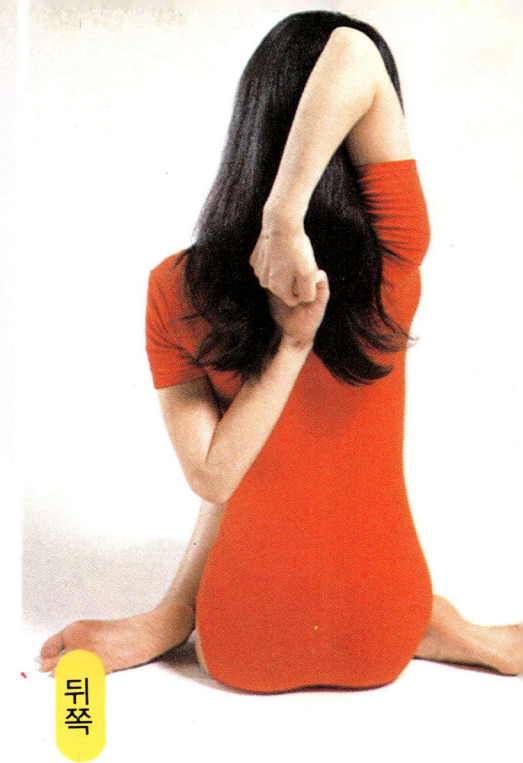
뒤쪽

● 몸을 비트는 자세

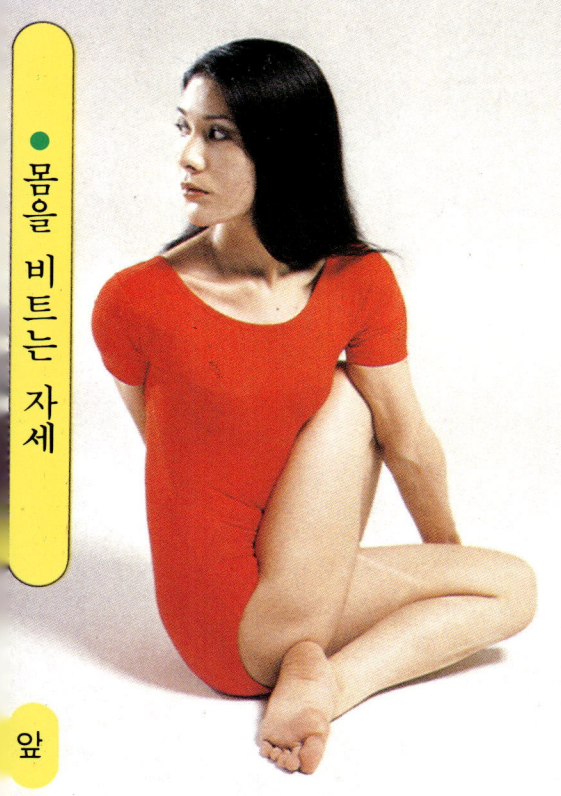
앞

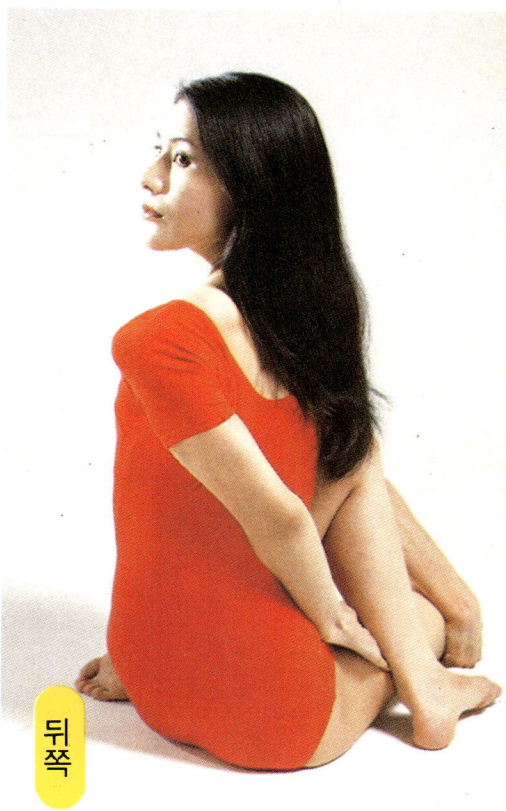
뒤쪽

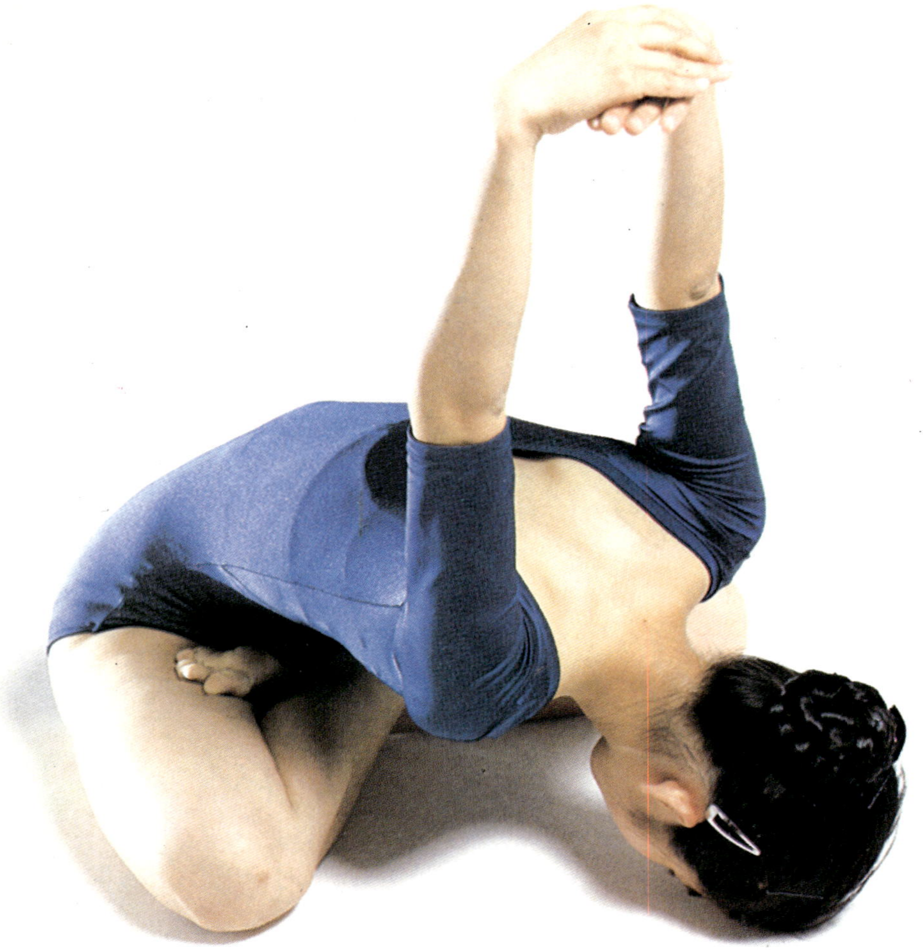

● 요감드라 (3)

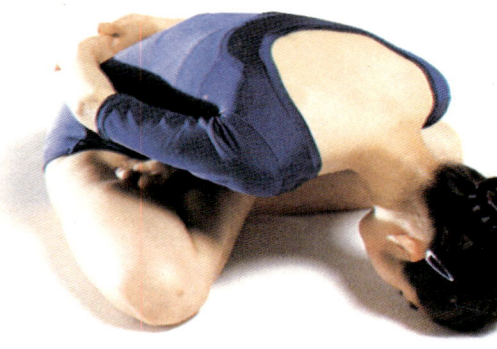
● 요감드라 (1)

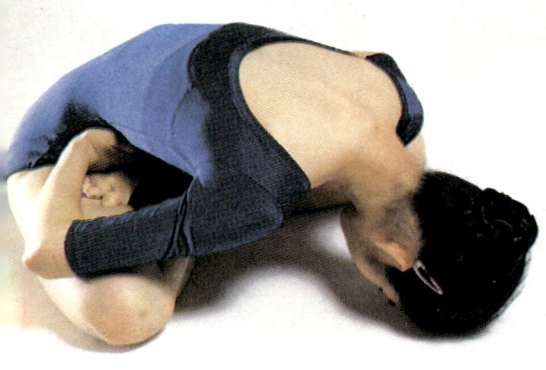
● 요감드라 (2)

● 어려운 자세

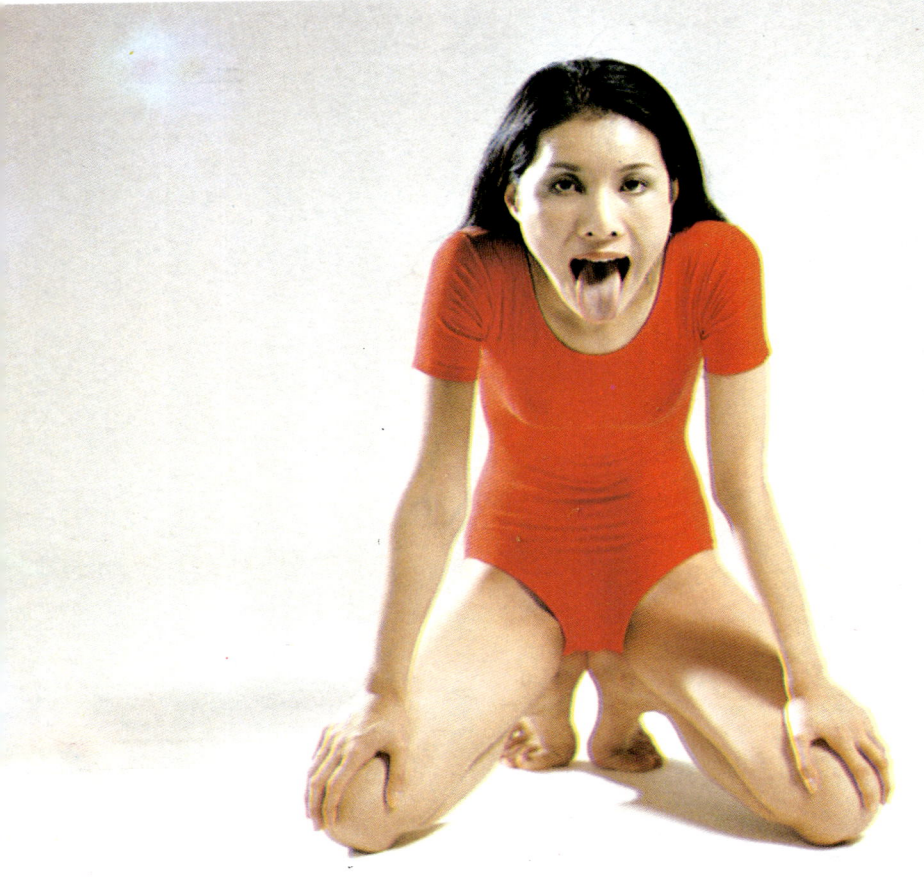

● 막대기의 자세

● 어려운 자세

● 역(逆)의 자세

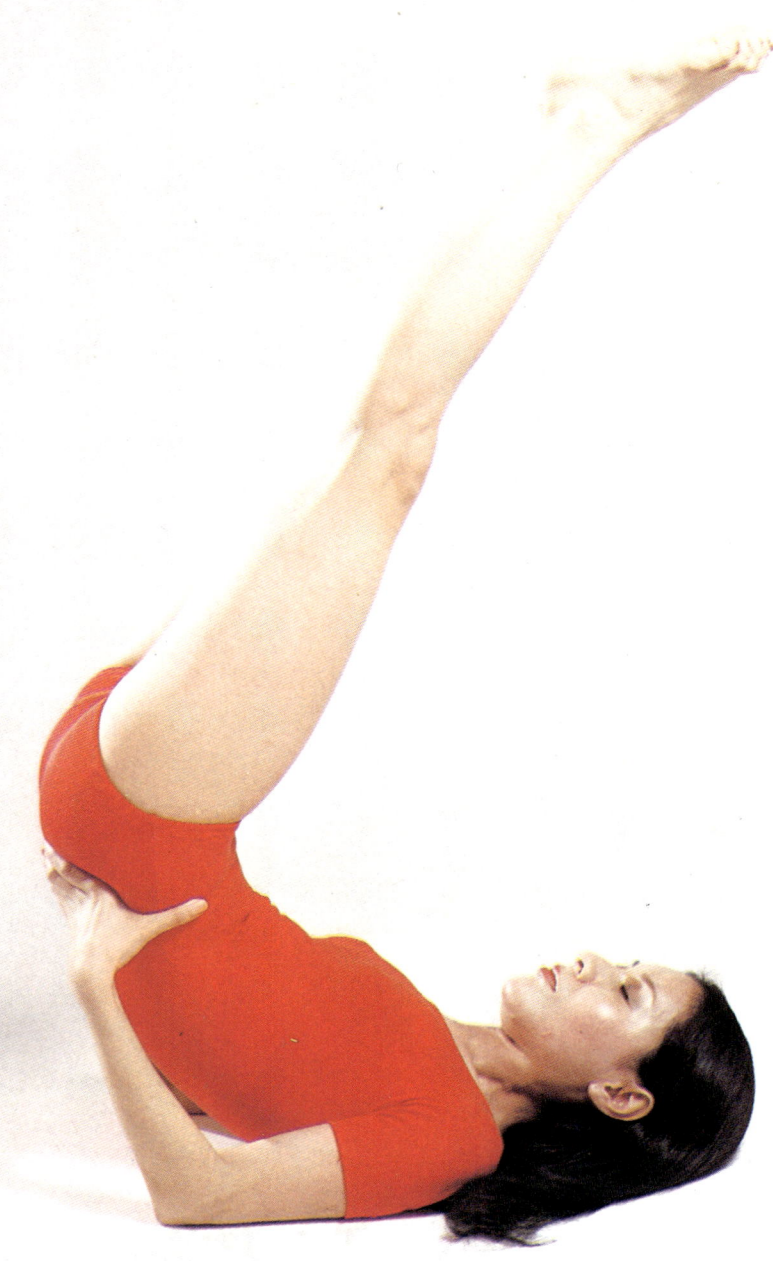

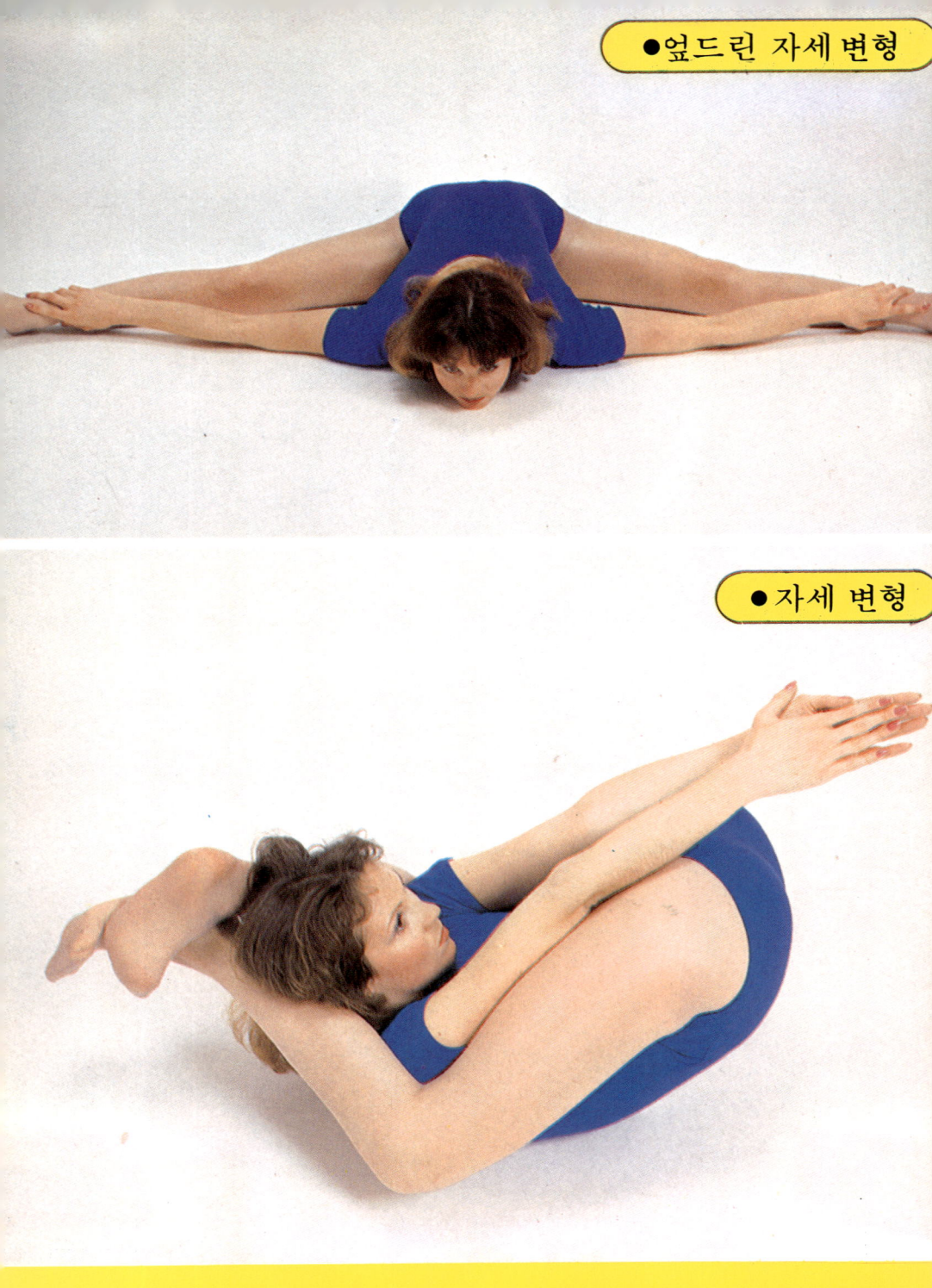

● 엎드린 자세변형

● 자세 변형

보다 건강하게! 보다 아름답게!

● 삼각(三角)의 자세

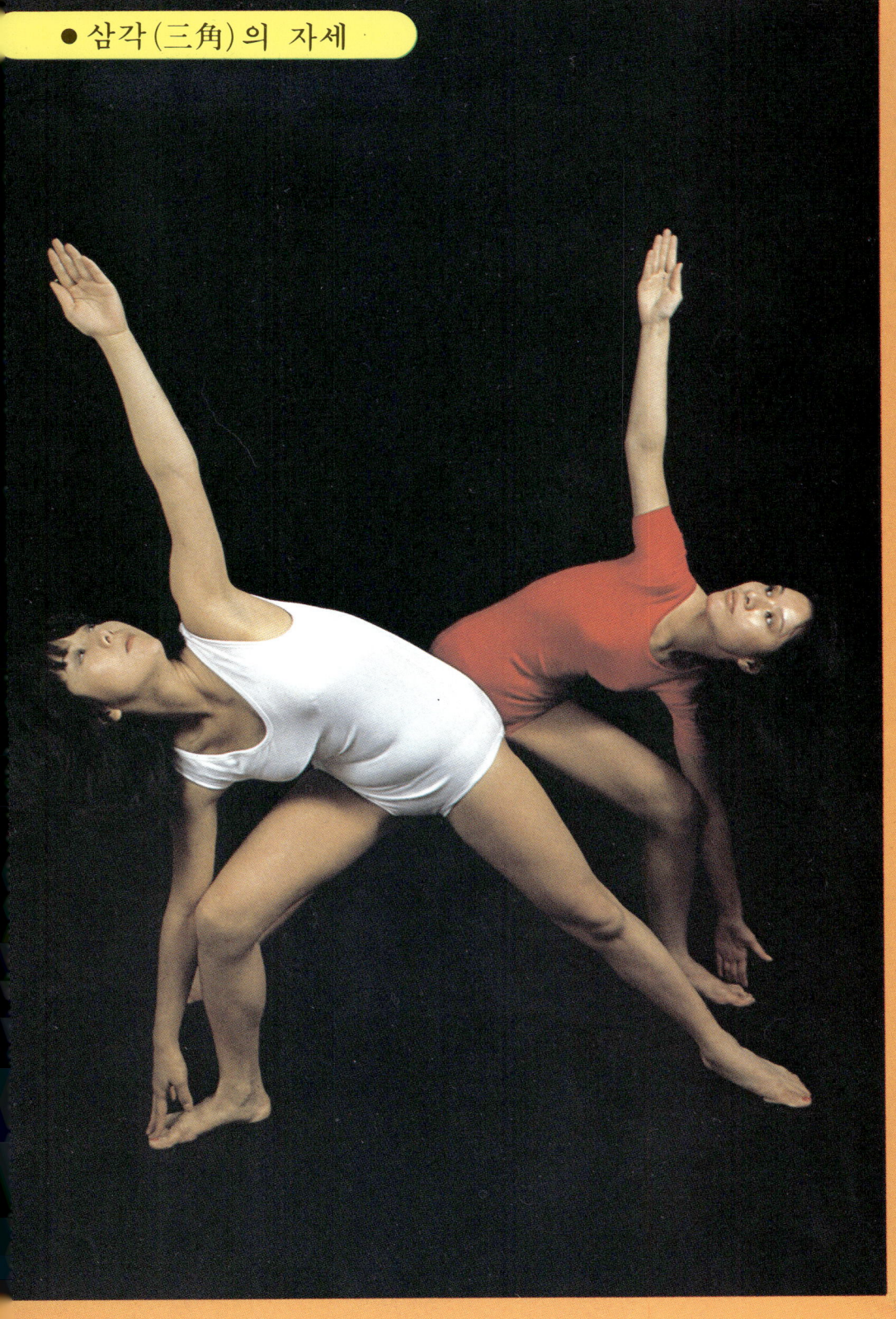

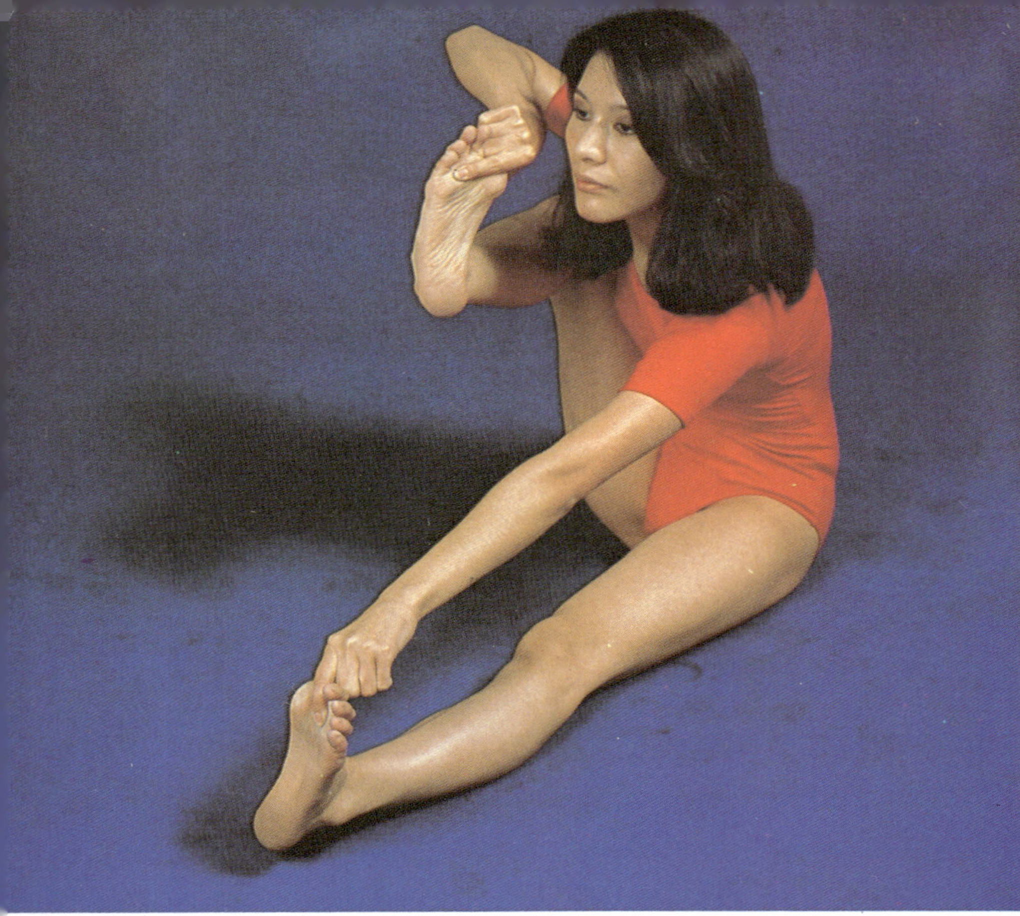

● 귀까지 잡아끄는 활의 자세 (1)

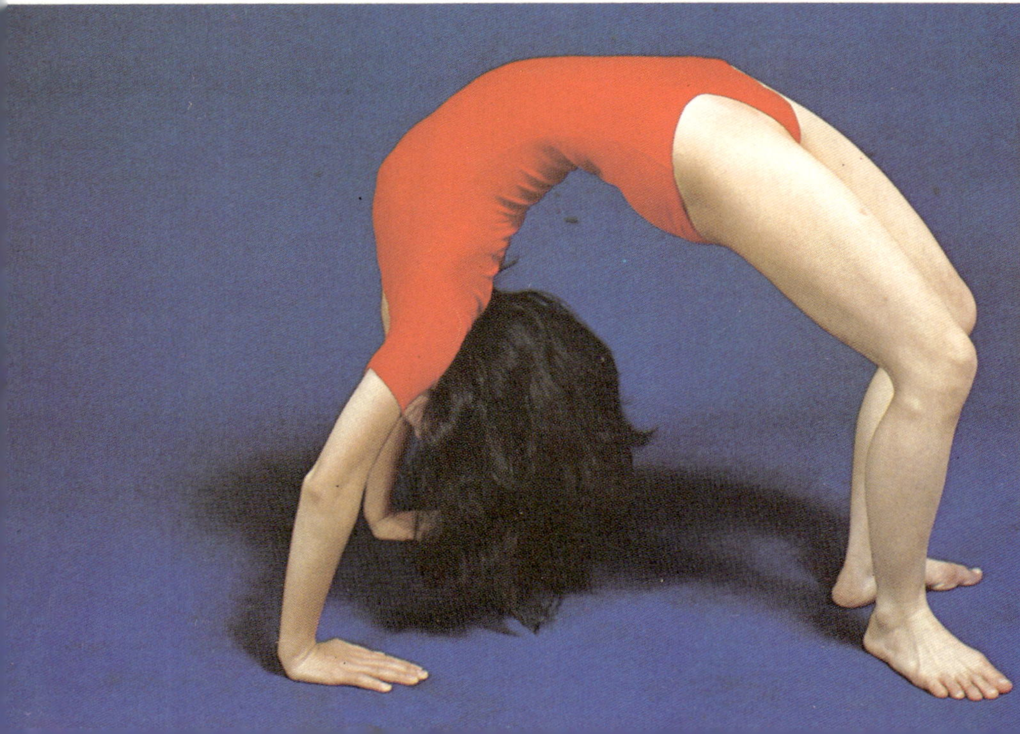

● 동그라미의 자세

● 세운 활(弓)의 자세

● 연꽃모양으로 물구나무서기자세

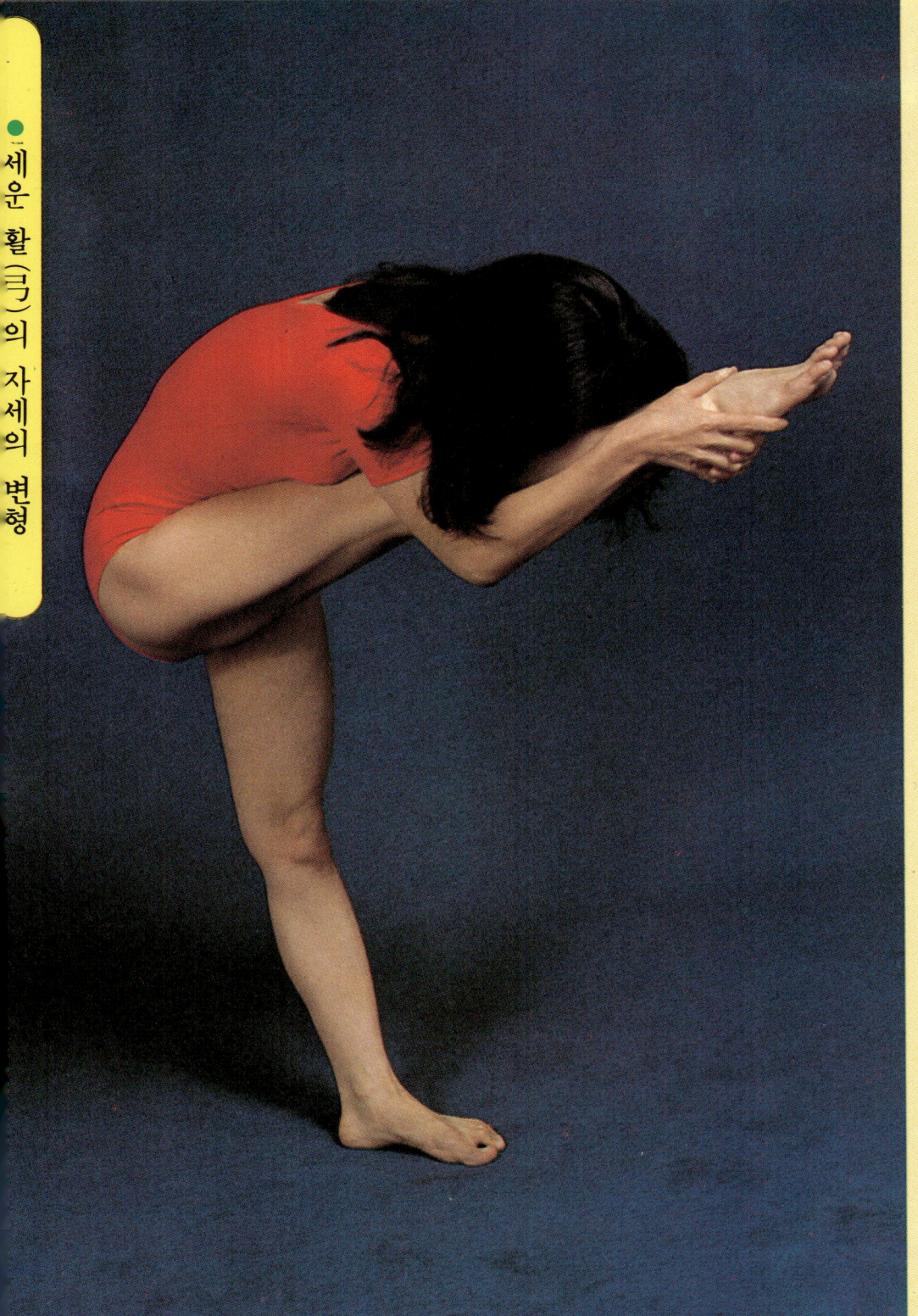

● 세운 활(ㅋ)의 자세의 변형

● 숫소의 자세

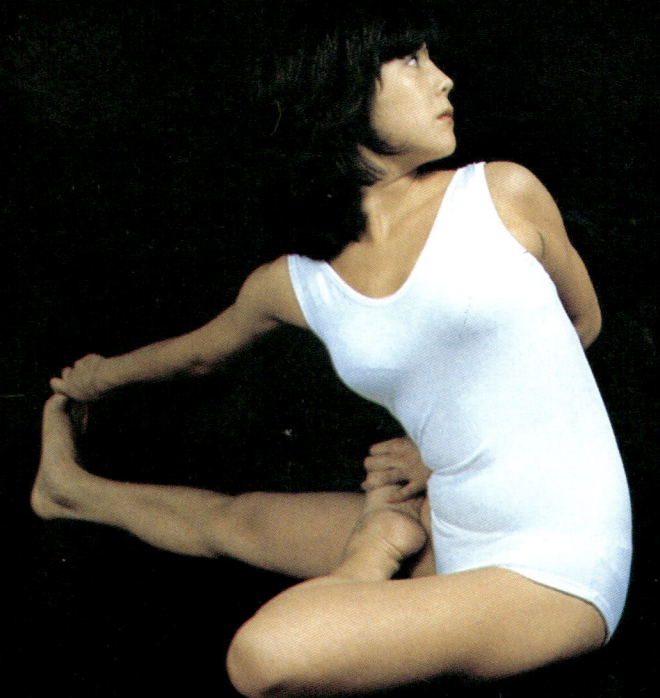

● 간단한 비트는 자세

● 토끼의 자세

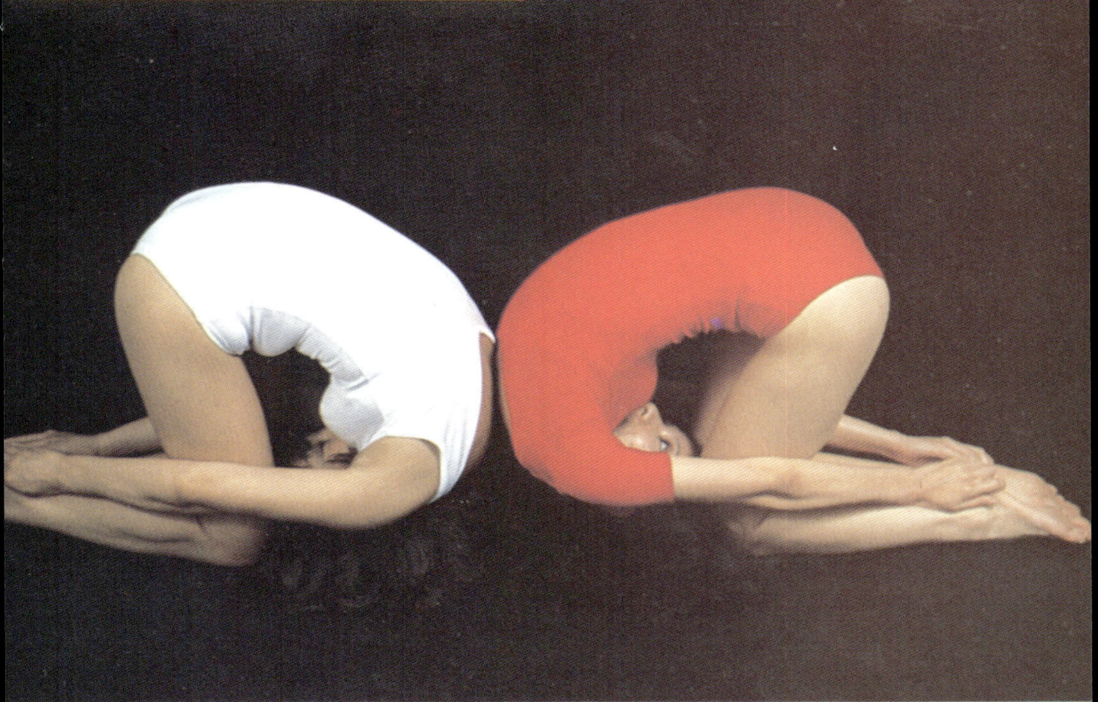

● 가스(gas) 빼는 자세

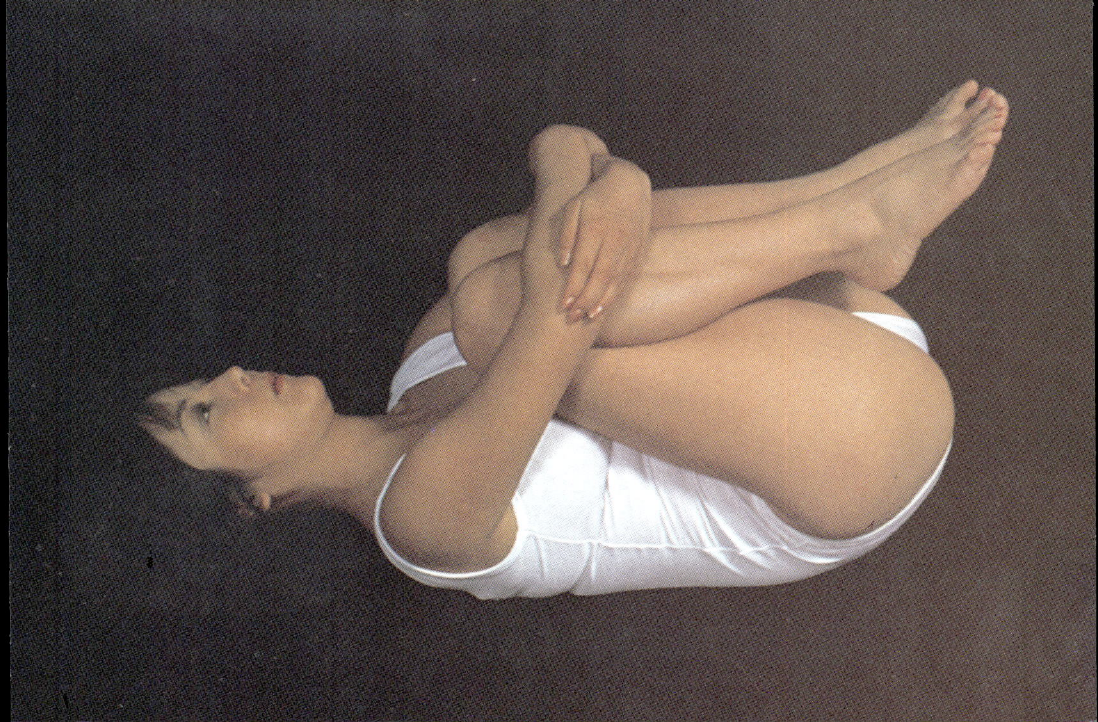

●발을 드는 자세의 변형

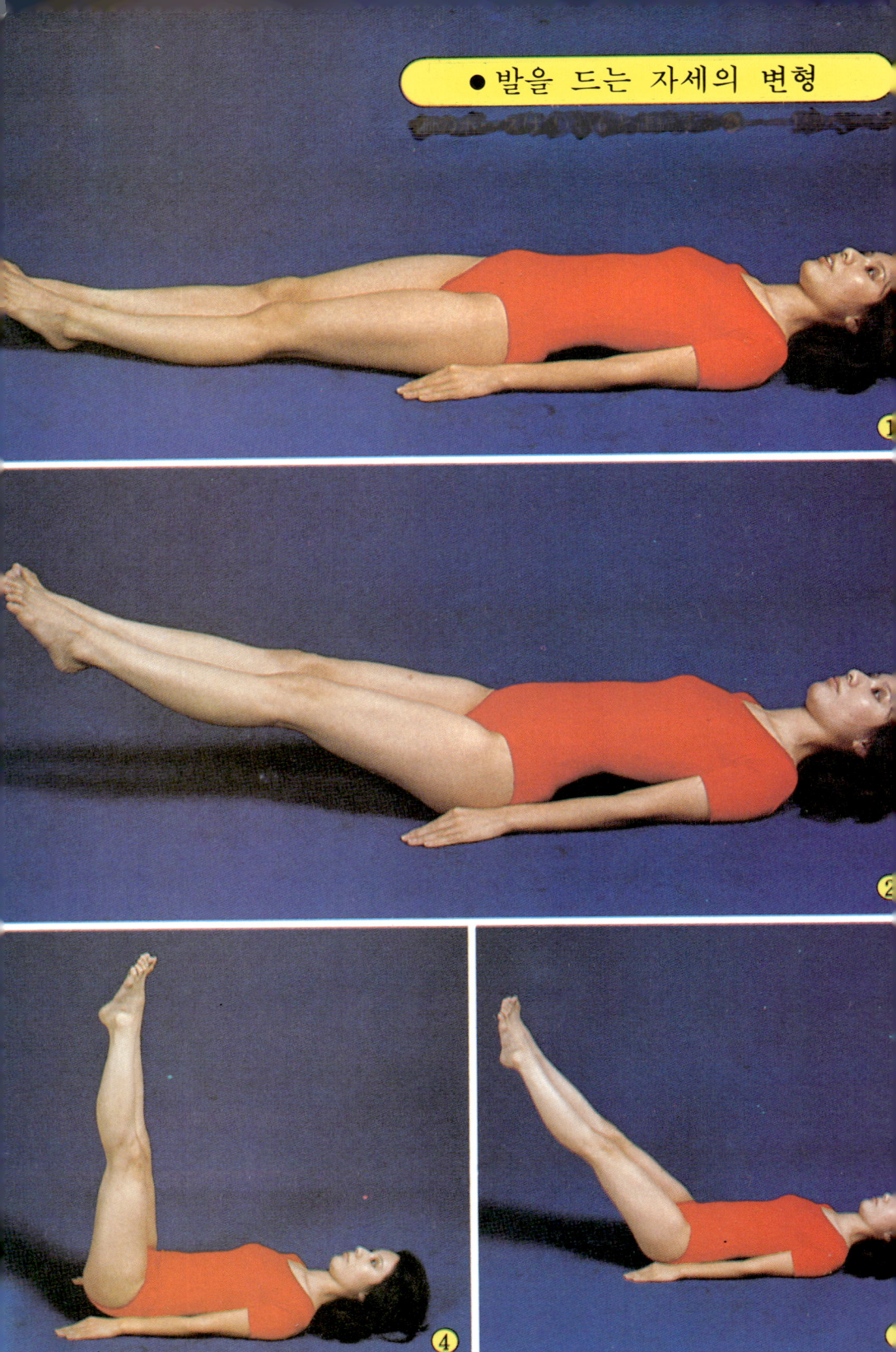

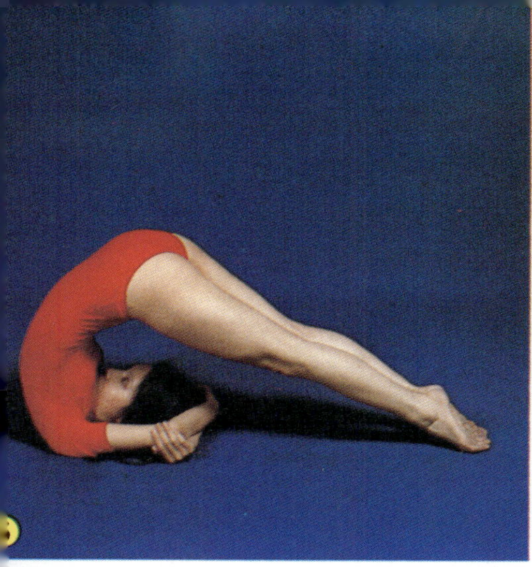

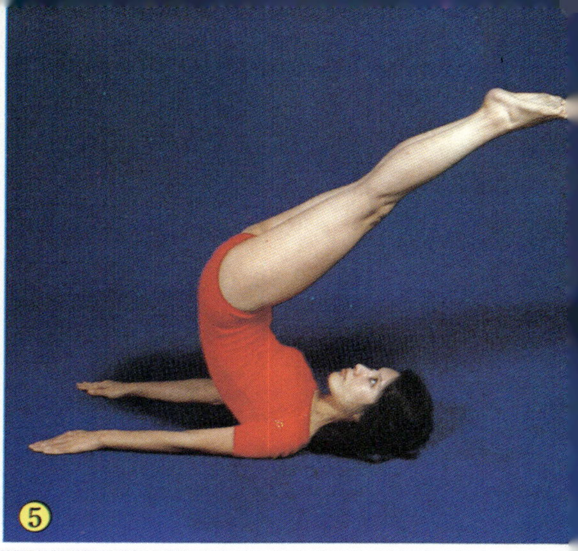

⑤

● 귀 뒤로 발을 붙이는 자세

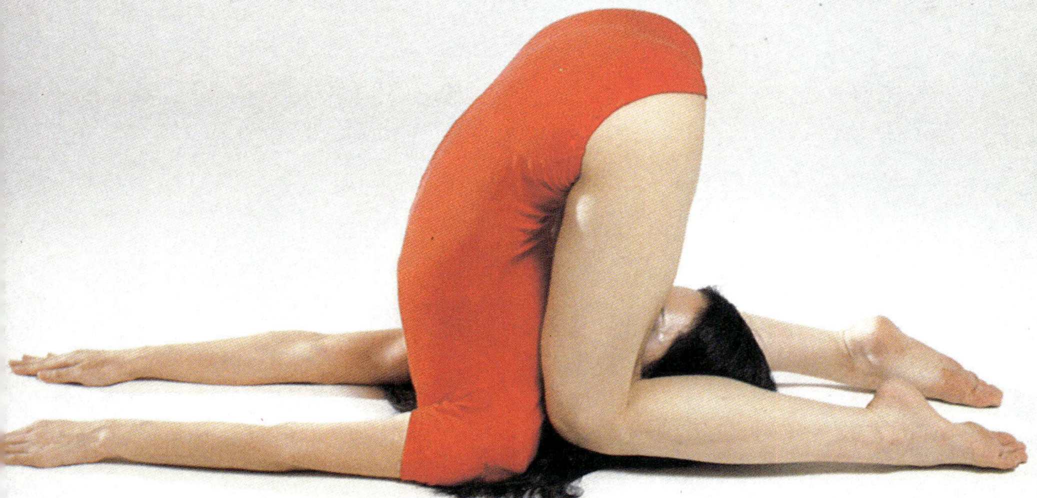

● 낙타의 자세

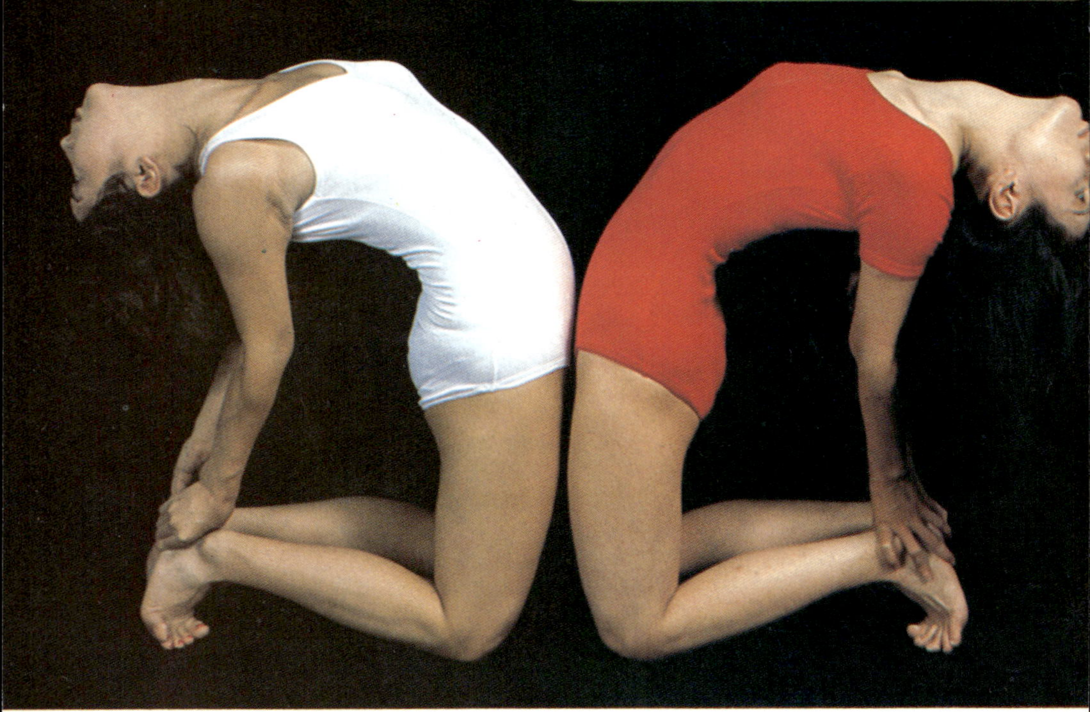

● 낙타의 자세의 변형

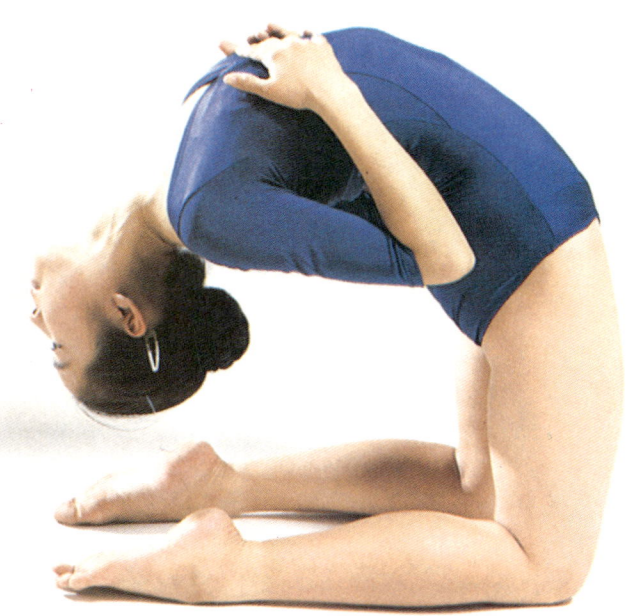

●앞 구부리는 자세

●앞 구부리는 자세의 변형

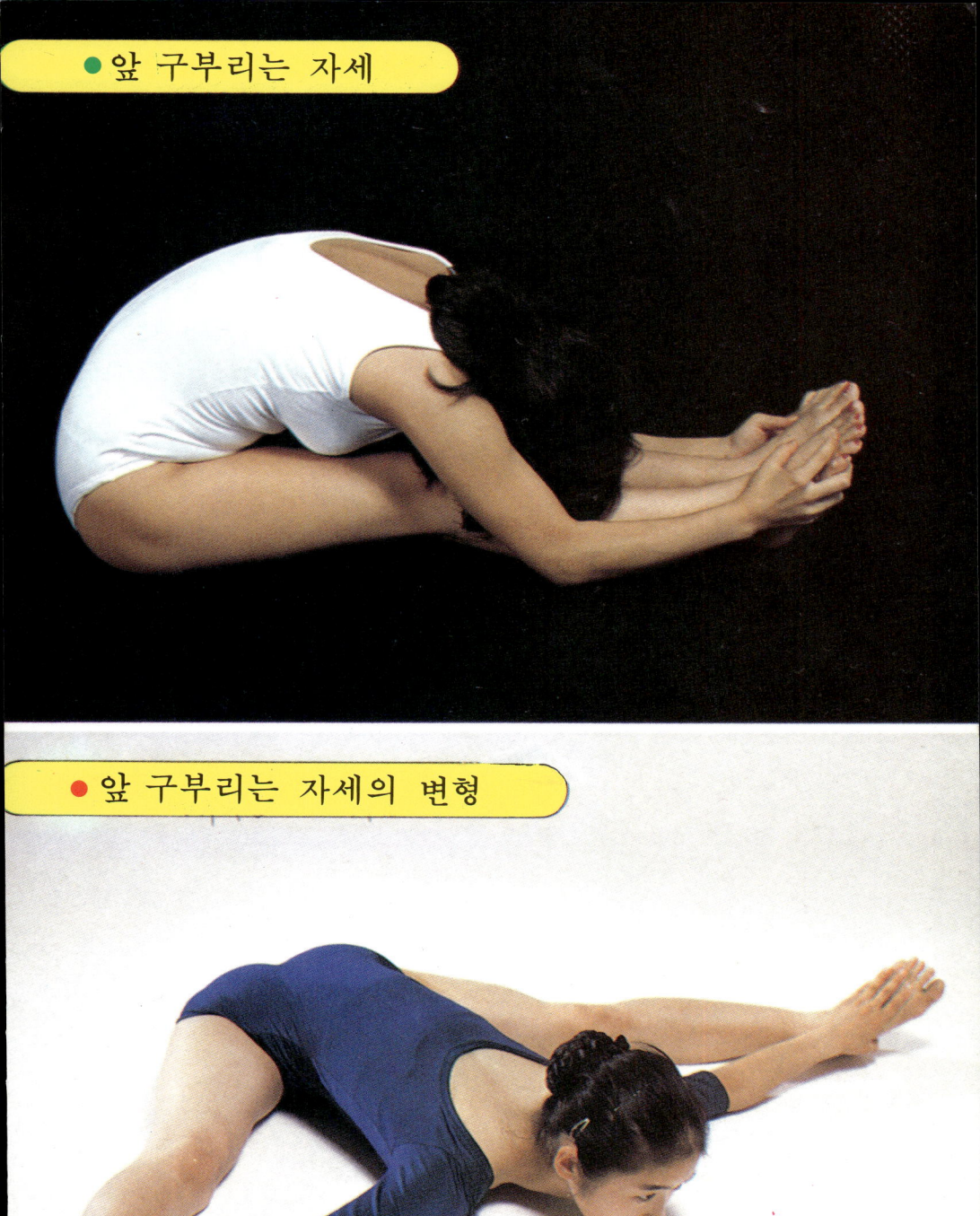

●메뚜기의 자세

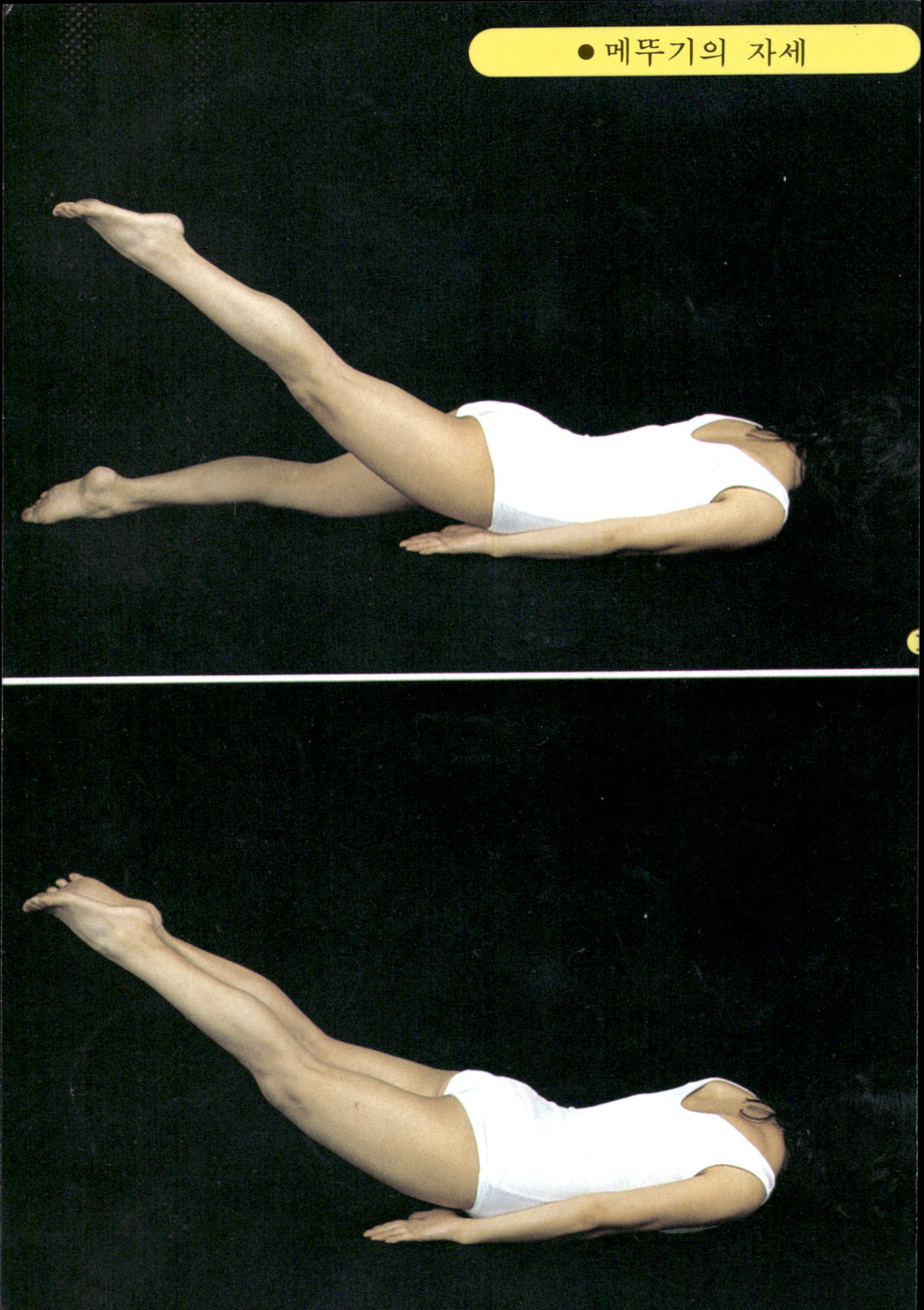

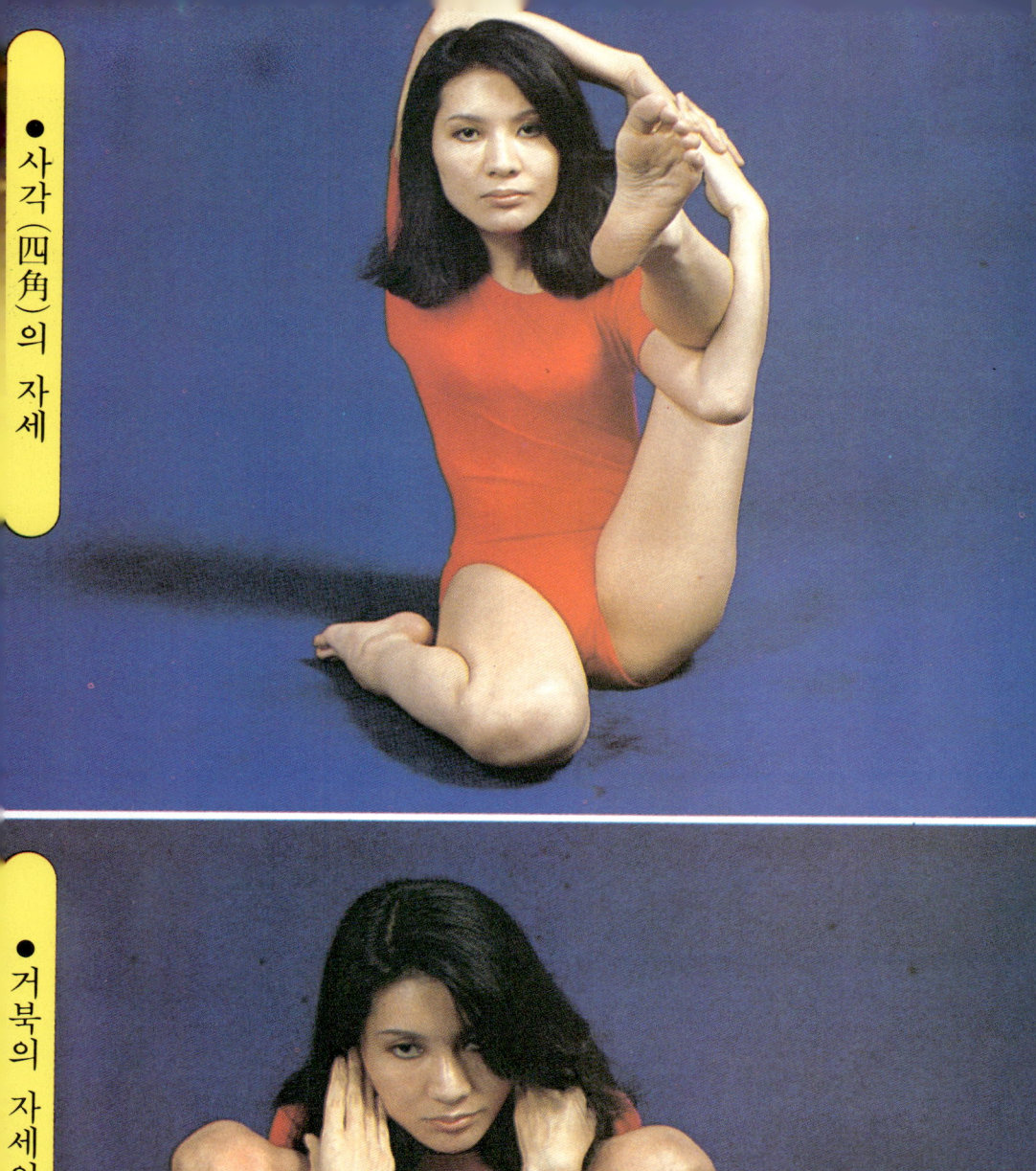

● 사각(四角)의 자세

● 거북의 자세의 변형

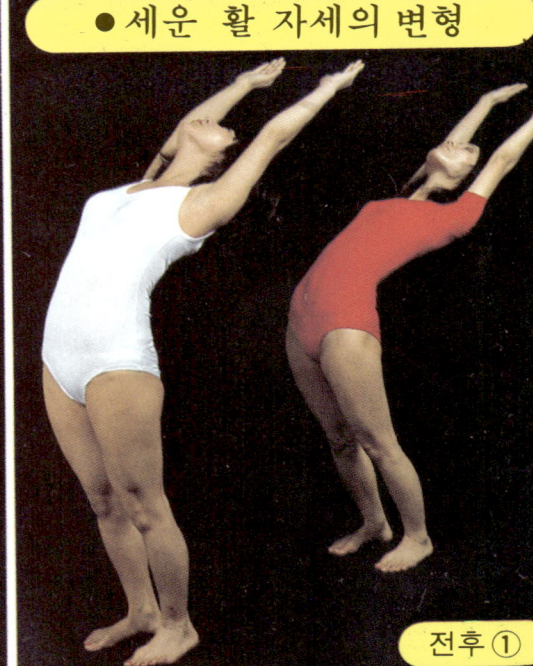

● 세운 활 자세의 변형

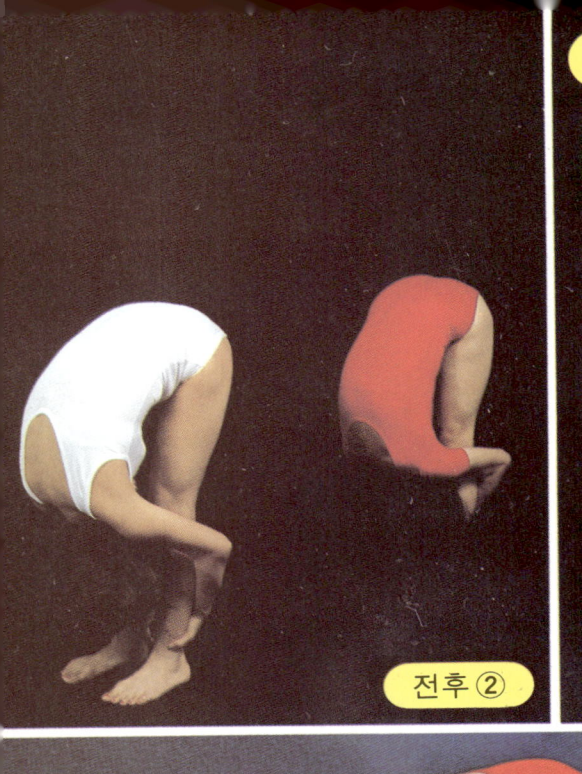

전후 ②   전후 ①

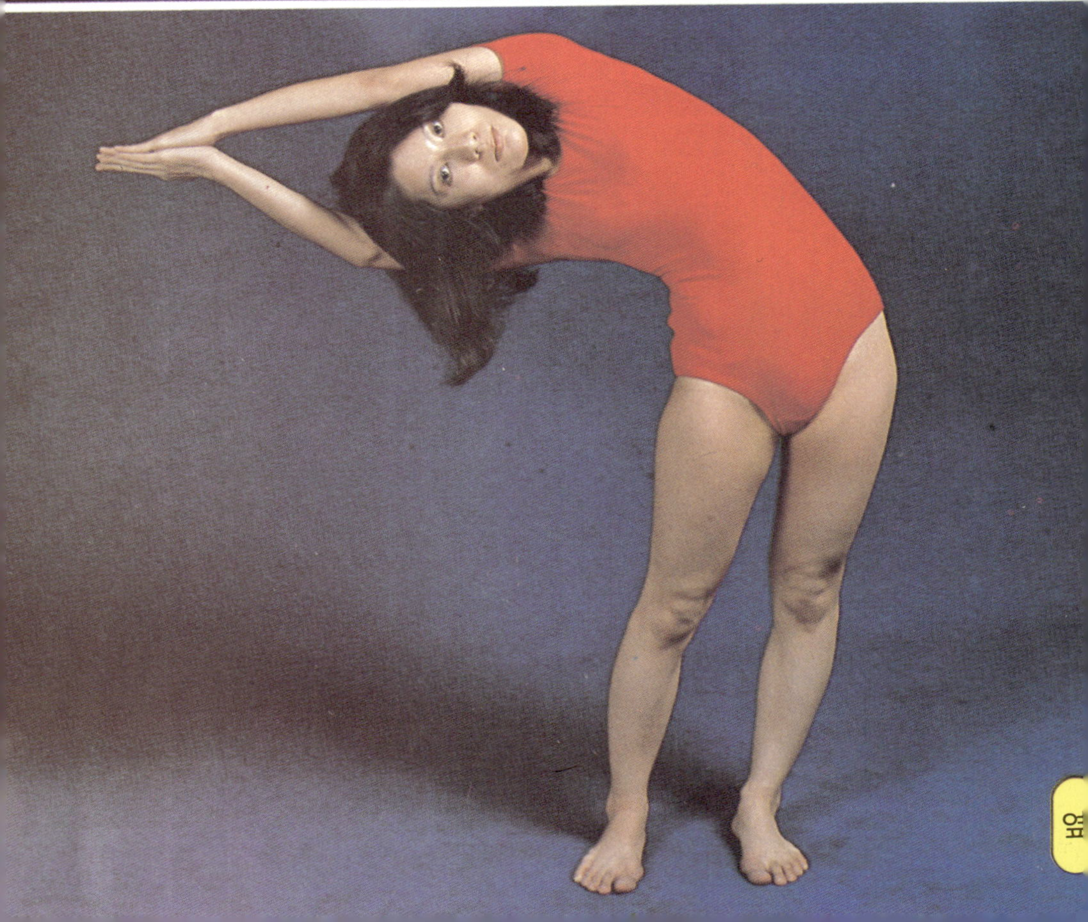

옆

당신의 몸에 기적을 준다!

현대 요가미용건강 교본

현대레저연구회편

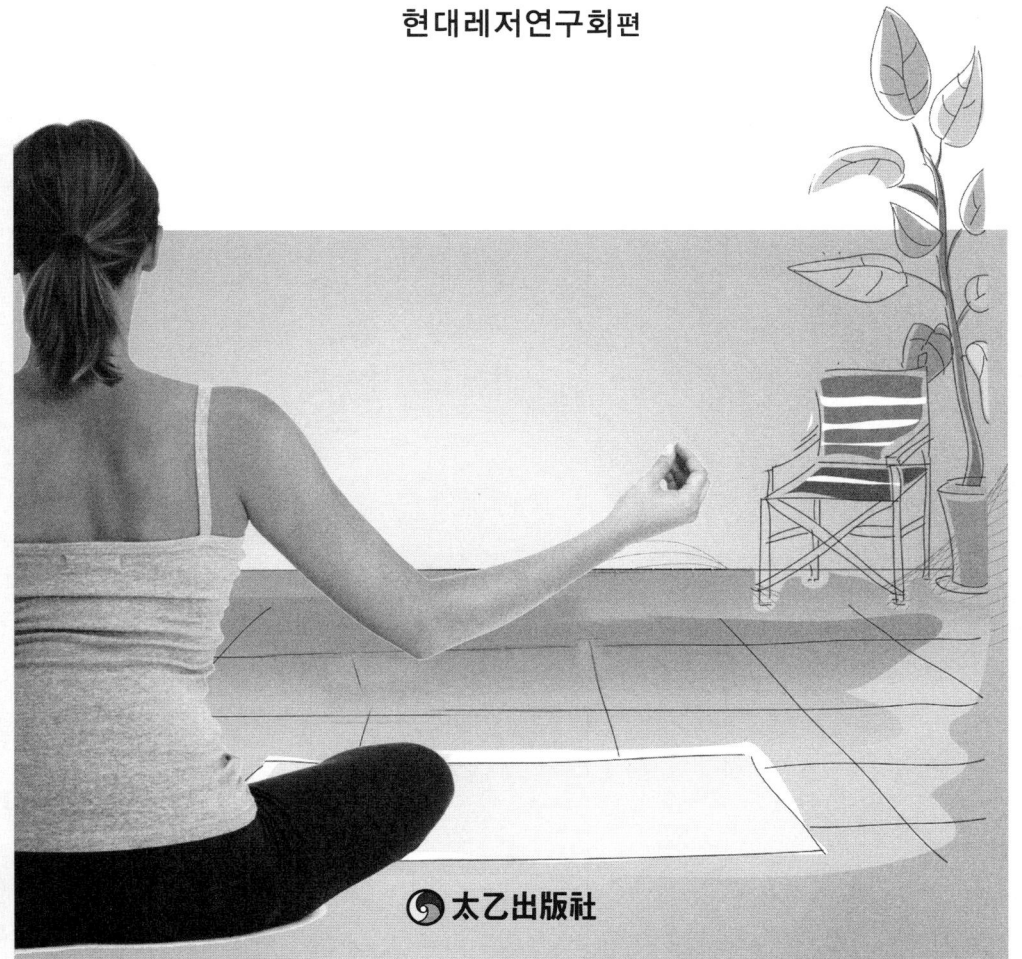

太乙出版社

머리말※

현대인의 건강한 삶을 위하여

오늘날 요가(yoga)의 붐이 전세계적으로 일고있다. 행동과학을 지상 최고의 목표로 삼고있는 서구의 모든 사람들까지도, 정신문화의 유산이라고 할 수 있는 요가체조에 대해 큰 관심을 가지고 있는 이유는 무엇인가?

'요가(yoga)'란, 자세와 호흡을 가다듬어 정신을 통일·순환시키고, 아울러 자연의 기(氣:힘)를 얻기 위해 행하는 인도 고유의 수행법(修行法)이다. 요가란 말은 원래 범어(梵語:Sans-crit)로서 결합한다는 어원(語源)을 가진 유즈(yuj)에서 부터 비롯되었다고 한다. 마음을 통일시키고 긴장시켜서 어떤 특정한 목적에 상응(相応)하거나 합일(合一)한다는 의미를 내포하고 있다.

자연은 끝없이 변화하며, 아울러 조화와 안정의 법칙에 따라 움직이고 있다. 인간도 여기에 따라 변화하며 조화하고 움직인다. 여기서 자연을 대우주(大宇宙)라 하고, 인간을 소우주(小宇宙)라 한다. 대우주의 흐름에 따라 소우주가 움직인다. 이 자연스러운 흐름이 바로 우주 만물의 생명 현상이다. 그러나 만약 이 자연스러운 흐름이 어긋나거나 역행하게 되면, 만물의 생명 현상은 이상을 가져오게 된다. 요가의 수련 과정은 바로 이 자연스러운 대우주와 소우주의 흐름을 질서있게 유지시켜 정신력을 개발함으로써 조화와 안정을 도모하는 데 그 목표를 두고 있다.

 말하자면, 요가는 가장 자연스러운 방법으로 건강을 회복·유지시키고, 무병(無病) 생활을 영위하기 위한 정신과 육체의 합일(合一)된 수련법이다.

 따라서 점점 물질의 노예가 되어가고 있는 현대인에게 있어서는 더없이 필요한 수련법이 아닌가 한다.

 이 책은 어렵고 복잡한 요가를, 누구든지 쉽고 간단하게 체득하여 생활의 일부(一部)로 받아들일 수 있도록 체계적인 서술과 다양한 자세의 사진을 사용하여 완벽한 편집을 기하였다. 현대인의 건강한 삶을 위한 지침서가 되리라 믿는다.

편 자 씀.

차례 *

■ 화보(画報) / 누구나 할 수 있는 요가의 자세(사진) 3
● 머리말 / 현대인의 건강한 삶을 위하여 ················ 33

제 1 장 / 요가의 기초지식

요가 행법(行法)의 준비 ································ 44
  ●장소 / ●복장 / ●시간 / ●요가의 크루(스승) /
  ●집단에서의 요가

행법(行法)을 하는데 있어서 주의해야 할 점 ······ 46
  ●요가의 행법과 체조의 구별 / ●자세는 천천히
  완성한다 / ●느긋하게 휴식하는 자세가 필요하
  다 / ●요가의 동작과 호흡 / 정지(靜止) 할 때의
  호흡 / 무리(無理)는 금물(禁物) / ●서두르지 않
  는 동작 / ●릴랙스하면서 행법 / ●의식의 집중 /
  ●행법 중의 잡념 / 사람에 따라 다른 요가의 효
  과 / 생리중인 사람 / ●노인과 중병을 앓은 사람

혼자힘으로 요가를 시작하는 사람에게 ··············· 50
  ●처음으로 / ●어느 자세부터 시작해야 하는가 /
  ●자세(pose)의 편성(編成) / ●자세의 수(数) /
  ●요가를 하는 사이클(cycle) / ●초심자가 시작
  할 경우의 차례

* 차례

제 2 장 / 요가의 기본자세

요가를 시작하기 전에·······················54
- 백거칭·투텃칭·························54
- 트렁크·트위스팅······················57
- 하이킥······························60
- 랙·슬로윙···························62

요가의 호흡법 (쁘라나얌)·················64
- 싸하지·쁘라나얌(1)···················64
- 싸하지·쁘라나얌(2)···················66
- 싸하지·쁘라나얌(3)···················66
- 싸하지·쁘라나얌(4)···················67
- 싸하지·쁘라나얌(5)···················68
- 싸하지·쁘라나얌(6)···················68
- 싸하지·쁘라나얌(7)···················69
- 싸하지·쁘라나얌(8)···················70
- 싸하지·쁘라나얌(9)···················71
- 싸하지·쁘라나얌(10)··················72
- 쿤바카·····························73
- 바스토리카··························74
- 바하모리····························75
- 웃갓트·쿠리야······················75
- 싸하지·아그니샤·쿠리야··············76

차례 *

- 아그니샤 · 도우티(1) ······························ 77
- 아그니샤 · 도우티(2) ······························ 78

요가 행법의 앉는 법 · 휴식하는 법 ················ 79
- 정좌(正座)의 자세 바지라샤나 ·················· 79
- 연꽃 모양의 자세와 그 변형인 빠도마샤나 ······ 82
- 휴식하는 자세 사바샤나 ·························· 84

요가의 기본 자세 ····································· 85
- 가스(gas) 빼는 자세 빠바노무 쿠따샤나 ········ 86
- 코브라의 자세 뿌죤 가샤나 ······················· 88
- 메뚜기의 자세 사루바샤나 ························ 90
- 활(弓)의 자세 다누라샤나 ························ 92
- 부드러운 거북의 자세 알다쿠루마샤나 ·········· 94
- 낙타의 자세 우슈트라샤나 ························ 96
- 토끼의 자세 쇼송가샤나 ··························· 98
- 머리를 무릎에 붙이는 자세 자누시라샤나 ······· 100
- 앞으로 구부리는 자세 파스치못타샤나 ·········· 102
- 어깨로 서는 자세 사르방가샤나 ·················· 104
- 쟁기의 자세 하라샤나 ····························· 106
- 귀 뒤로 발을 붙이는 자세 코루노삐따샤나 ······ 108
- 소(牛)의 얼굴 자세 고무카샤나 ·················· 110
- 몸을 비트는 자세 아루다맛쎈드라샤나 ·········· 112
- 발을 드는 자세 웃다나바다샤나 ·················· 114

✱차례

- 부드러운 물고기의 자세 맛싸샤나·················· *116*
- 요감드라(3)································ *118*
- 물구나무서기의 자세 시루샤샤나·················· *120*

제 3 장 / 여러가지 증세에 효과적인 자세

전신의 증세에 효과가 있는 자세······················ *124*
- 비듬·가려움·탈모증·························· *124*
  맛함드라

- 피로한 눈·시력저하··························· *126*
  트라탁 / 토끼의 자세

- 난청·귀울림································ *128*
  바하모리 / 귀 뒤로 발을 붙이는 자세

- 코피·축농증·만성비염························ *130*
  싸하지·뿌라나얌(7) / 낙타의 자세 / 붓갓뜨·쿠리야

- 입내·구내염·치통···························· *132*
  이(齒)를 위하는 자세 / 싸하지·뿌라나얌(8)

- 만성 기관지염·천식·························· *134*
  낙타의 자세 / 어려운 물고기의 자세

- 어깨가 뻐근할 때····························· *136*
  숫소의 자세 / 막대기의 자세

차례 *

● 등이 아프다·· *140*
    코브라의 자세 / 토끼의 자세 / 활(弓)의 자세

● 가슴이 울렁거리고 괴롭다···························· *142*
    싸하지·뿌라나얌(9) / 소의 얼굴을 하는 자세

● 가슴 쓰림을 없앤다······································ *144*
    아그니샤·도우티(1) / 아그니샤·도우티(2) / 부드
    러운 자라의 자세

● 만성 위염의 치료·· *146*
    가스를 빼는 자세 / 코빠루밧티 / 아그니샤·도우티(1·2)

● 위하수증··· *148*
    발을 드는 자세 / 보트(voat)의 자세

● 요통의 예방과 치료····································· *150*
    발을 올리는 자세 / 활(弓)의 자세 / 간단한 비트는
    자세 / 메뚜기 자세의 변형

● 만성 변비의 예방과 치료···························· *156*
    싸아지·아그니샤·쿠리야 / 부드러운 자라의 자세 /
    역(逆)의 자세

● 치질의 예방과 치료···································· *159*
    항문을 죄어매는 자세 / 소의 얼굴로 항문을 죄어
    매는 자세

✱차례

- ●생리통·생리불순······················162
  코브라의 자세 / 누어 있으면서 상서로운 자세/머리에 무릎을 대는 자세

- ●수족(手足)의 마비증··················165
  팔을 양손으로 안는 자세 / 소의 얼굴을 하는 자세 / 요감드라(1) / 어려운 자세 / 번거로운 자세/발가락 자세

- ●좌골 신경통(座骨神經痛)의 치료···········172
  귀까지 잡아끄는 활(弓)의 자세(1) / 귀까지 잡아끄는 활의 자세(2) / 네모(四角)의 자세

- ●두통·····························176
  싸하지·뿌라나얌(2) / 싸하지·뿌라나얌(3) / 싸하지·뿌라나얌(7)

- ●현기증의 예방과 치료·················177
  사단식(四段式) 호흡법

- ●상깃증(上氣症)을 없앤다···············178
  해돋이의 자세

- ●온몸이 나른할 때····················180
  연꽃 모양으로 물구나무 서기 자세

- ●만성적인 설사를 없앤다···············182

차례 ＊

어려운 거북의 자세 / 연꽃을 올리는 자세

- 방광염(膀胱炎)의 예방과 치료·················· *184*
  앞으로 구부리는 자세의 변형 / 동그라미의 자세

- 쥐가 날 때··· *186*
  세운 활(弓)의 자세

- 류마치스의 예방과 치료···························· *187*
  정좌(正座)의 자세 / 발가락의 자세 / 누어 있으면
  서 정좌의 자세

- 냉증(冷症)의 예방과 치료························· *189*
  세모(三角)의 자세

병의 예방과 병을 앓는 사람을 위해서············· *190*
- 위장(胃腸)을 강하게 한다························ *190*
  아그니샤·도우티(1)·(2) / 가스를 빼는 자세 / 위로
  끌어당기는 자세

- 간장(肝臟)을 강하게 한다························ *192*
  부드러운 거북의 자세 / 요감드라(2)

- 심장과 폐장을 튼튼히 한다······················ *194*
  귀까지 끌어당기는 활의 자세(2) / 코브라의 자세

- 저혈압(低血圧)·고혈압(高血圧)················ *195*
  요감드라(1) / 맛함드라

*차례

● 당뇨병의 예방과 치료····························196
　　머리를 무릎에 붙이는 자세 / 영웅(英雄)의 자세

● 신장(腎臟)을 튼튼히 한다·······················198
　　옆으로 향하는 활(弓)의 자세 / 낙타의 자세 변형

● 췌장(膵臟)·····································200
　　밧타자누시라샤나 / 닭의 자세 / 공작(孔雀)의 자세

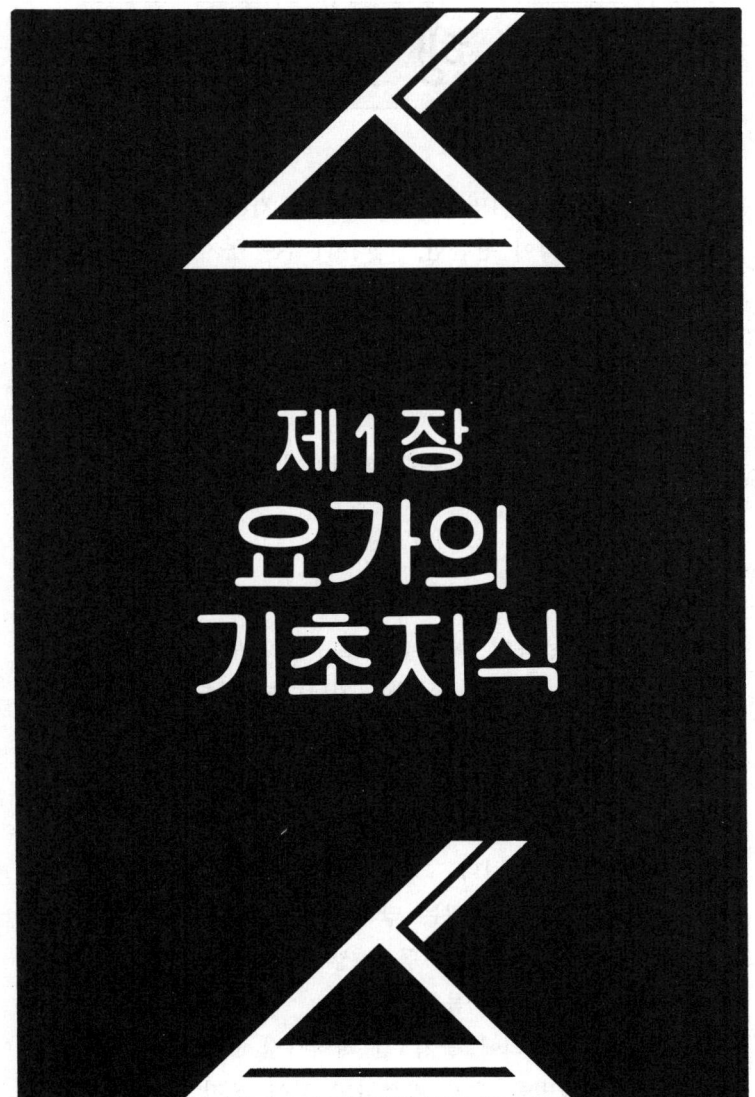

요가 행법의 준비

● 장소
환기가 잘되는 방이면 좋지만 평소에 거처하는 방이라도 상관없읍니다. 바닥이 판판한, 다다미(일본 돗자리) 두 장 정도의 넓이면 충분합니다. 여름은 더우므로 문제가 없으나 겨울에는 몸이 식지않도록 실내 온도를 따뜻하게 해주십시오.

● 복장
가령 트레이닝복 같은 몸을 죄어매지 않는 복장이라면 아무 것이나 좋습니다.

● 시간
식후 배가 만복일 때는 피하고, 식후 두 시간 이상이 지나서 하십시오. 두 시간 이상이 지났다고 해도 소화가 잘 되지 않는 음식을 먹은 다음이면 행법을 하는 도중에 기분이 좋지 않을 수가 있으니 그럴 경우에는 곧 중지해야 합니다.

아침 아침 곧바로 일어난 다음이면 몸이 풀리지 않았으니 무리를 해서는 않됩니다. 그 전날 저녁나절에는 무릎에 머리가 닿았는데 오늘 아침에는 닿지 않는다고 해서 억지로 구부릴 필요는 없읍니다. 그때 몸의 상태에 따라 구부릴 수 있을 정도까지로 하고 그쳐 둡시다.

저녁나절 잠자리에 들기 전 저녁나절 또는 잠자리에 들기 전에 과도한 행법을 수차 반복하면 잠이 오지 않을 수가 있으니 취침 전에는 행법의 수를 줄이기도 하고, 정지(靜止)하는 시간을 단축하기도 해주십시오. 그리고 느긋하게 쉬는 자세로 긴장을 푸는 시간을 길게하여 평상시와 같이 잠자리에 들수있도록 조절하여 주십시오.

행법 직후의 식사 요가의 효과를 지속하기 위해 식사는 반시간쯤 후에 드시는게 좋습니다.

입욕(入浴) 행법을 하는 전후 30분 정도는 입욕은 않는 게 좋습니다.

● 요가의 그루(스승)

요가의 행법에 있어서 스승은 자기 자신입니다. 아무리 훌륭한 스승이라도 제자의 그때 그때 변화하는 미묘한 체내반응(体内反應) 까지는 짐작할 수 없읍니다. 자신의 내부에서 일어나는 변화는 어느 정도 요가를 함으로써 스스로 천천히 감지(感知)하게 됩니다. 그리고 지금 무엇을 해야 하는가 알게 됩니다.

그러나 여기에 이르기까지는 가지가지 의문이나 불만이 생길 겁니다. 그 대처방법을 상의할 수 있는 좋은 선배를 갖는 일이 필요하지요.

● 집단(集団)에서의 요가

요가를 할 때 혼자 자기자신의 내면을 조용히 관찰하며 하는 것과 그루프를 지어 하는 두가지가 있읍니다.

집단으로 하는 경우에는 각기 개발된 부분이 다른 개인차가 있기 때문에, 다른 사람의 개발되어 있는 부분이 자신의 개발되어 있지 못한 부분에 자극을 주어 그 개발에 도움이 됩니다.

행법을 하는데 있어서 주의해야 할 점

● 요가의 '행법(行法)과 체조(体操)의 구별

체조와 다른 점은 요가에서는 몸을 구부리고, 펴고, 비틀고 하는 극한상태에서 일정한 시간 정지(靜止)하는 일입니다. 정지하는 의식(에너지)을 그 부분으로 모으므로써 육체의 명상(瞑想)을 하며 또한 그동안 결정화(結晶化)되어 체내에 축적되어 있는 신진대사(新陳代謝)의 생리작용에서 생긴 독소와 노폐물을 활성화(플라스마化) 할 수가 있읍니다.

● 자세(姿勢)는 천천히 완성(完成)한다.

몸을 구부리고 비틀고 늘여펴고 할 때 근육에 강한 자극이 전해 오는 수가 있읍니다. 그것이 극한상태입니다. 매일 그와 같은 극한상태를 거듭하는 것으로써 자신이 가지고 있는 범위가 천천히 넓어지며 완전한 자세로 완성되어 가는 것입니다. 그러나 그 범위의 넓어짐을 직선적으로 생각하지 마십시요. 가령 어제는 바닥에 손바닥이 닿았는데 오늘은 닿지 않으니 후퇴한 것이나 아닐까, 생각할 것은 없읍니다.

어제보다 오늘 노폐물이나 대사독(代謝毒)이 더 많았던 때문입니다. 요가를 반복함으로써 이 노폐물이나 대사독을 발산시켜 버리면 다시 원상으로 돌아가지요.

● 느긋하게 휴식하는 자세가 필요하다.

　요가의 행법을 하는 사이에는 반드시 느긋하게 휴식하는 자세 (84페이지 참조)로 긴장을 풀어줍니다. 이때 긴장했던 부분에 육체의 명상이 행해지며 자율작용(自律作用)에 의해 육체가 개발됩니다. 긴장의 자세로서의 가지가지 요가의 행법과 이완(弛緩)의 자세로서의 휴식하는 자세는 요가를 행하는 불가결한 요소입니다.

● 요가의 동작과 호흡

　말하면 구부릴 때 숨을 내뿜고, 다시 원상으로 되돌릴 때는 숨을 들어마시는 것과 같이 요가의 동작은 모두가 이 극히 자연스러운 호흡과 함께 행해집니다.

● 정지(静止)할 때의 호흡

　극한상태에서 정지했을 때의 호흡은 일부 행법에서는 멈추는 일도 있지만 그 외의 행법에서는 그 자세로서 가능한 극히 자연스러운 호흡을 합니다.

● 무리(無理)는 금물(禁物)

　무리는 절대로 않을 것. 무리를 해서 몸을 구부리거나 하면 근육에 상처를 가져오며, 요가의 효과를 늦추게 됩니다. 몸이 굳은 사람이나 길들지 못한 사람은 서두르지 말고 천천히 시간이 걸리더라도 매일 조금씩 전진한다는 생각으로 한가롭게 행법을 하도록 하십시요.

　반년 혹은 일년을 하나의 시간단위(時間単位)로 생각하고 효과를 봐주십시요. 그렇게 해서 반년 전, 또는 일년 전을 뒤돌아볼

때 자신의 몸이 변화했음을 깨달을 것입니다. 그리고 몸을 구부리고 펴는 일로 남들과 경쟁하지 말고, 어디까지나 자신이 할 수 있는 자세를 행하도록 합니다.

● 서두르지 않는 동작

행법의 동작은 서두르지 맙시다. 서두르지 않는 동작을 함으로써 보다 더욱 몸을 구부리거나 늘여펴는 일이 수월해지지요. 그리고 극도로 긴장이 가(加)해 지는 부분 뿐이 아니고 몸의 여러 부분에도 긴장을 줄 수가 있읍니다. 그러기 때문에 몸 전체에의 명상(瞑想)이 가능하며 요가의 효과를 높일 수가 있읍니다.

● 릴랙스하면서 행법(行法)

행법을 할 때 몸에서 힘을 빼고 긴장을 푸십시요. 헛된 힘이 몸에 있으면 몸이 굳어지고 근육을 상하는 원인이 되기도 합니다.

● 의식(意識)의 집중

억지로 머리(自意識)로, 몸의 한 부분에 의식을 집중시킬 필요는 없읍니다. 행법으로 몸을 늘여펴거나 구부리거나 해서 긴장을 주는 부분에 극히 자연스럽게 의식을 집중하며, 그와 같은 자세(pose)를 행한 후에 느긋하게 휴식하는 자세를 취할 때 또한 극히 자연스럽게 긴장을 주었던 부분이 그 긴장을 풀며 거기에 의식이 집중하여 육체의 명상이 행해집니다.

● 행법중(行法中)의 잡념

행법중에 일어나는 잡념은 무리해서 지워버릴 필요는 없읍니다. 지우려고 하면 오히려 잡념에 사로잡히고 맙니다. 잡념은 그대로 놓아두면 자연히 사그라집니다.

● 사람에 따라 다른 요가의 효과

요가행법의 효과는 사람에 따라 다릅니다. 시작하면서 곧 효과가 나타나는 사람도 있고, 반념쯤 지나서부터 천천히 효과가 나타나는 사람도 있지요. 자기 자신의 리듬에 좇아 느슨한 마음으로 계속합시다.

● 생리중(生理中)인 사람

몸에것이 있는 사람은 요가 행법을 삼가해 주십시요.

● 노인과 중병을 앓은 사람

노인이나 중병을 앓던 사람이 요가 행법을 할 때는 특히 무리가 없도록, 젊은이 보다 긴 시간을 걸어 서두르지 말고 차분하게 요가의 효과를 기다리는 마음이 필요합니다. 그러기 위해서 처음에는 자세의 가짓수를 두 서너 개로 적게 하고, 자신의 몸의 상태를 감안하면서 그 자세의 가짓수를 천천히 늘여갑니다. 또한 갖가지 자세의 극한상태에서의 정지시간은 처음은 5초 정도로 하고, 너무 긴장을 주지않도록 합니다.

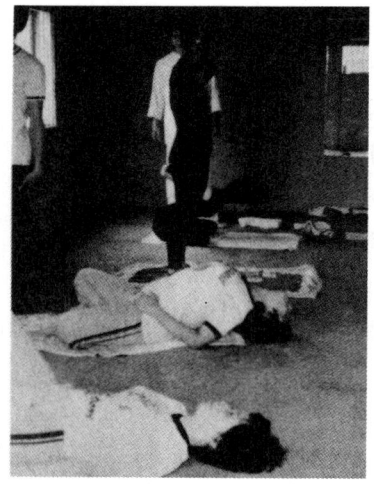

▲단체에서의 요가 연습 장면

혼자힘으로 요가를 시작하는 사람에게

● 처음으로

사범(師範)의 도움을 받지않고 자습(自習)으로 요가를 시작하는 사람은, 먼저 제 1 장 44페이지에 나오는 요가행법의 준비,및 46페이지의 행법을 할 때의 주의해야 할 점들을 잘 읽으십시요. 그리고 요가를 시작한 다음에도 그 주의해야 할 점들을 항상 유념하고 자신의 행법을 반성하는 포인트로 삼아주십시요.

● 어느 자세부터 시작해야 하는가

처음으로 요가를 시작하는 경우, 무엇에서부터 시작해야 좋을지 모를 줄로 압니다. 나는 초심자에게는 먼저 앉는 법부터 배우도록 하고 있지요. 79페이지에 얘기하는 정좌(正座)의 자세입니다. 이것을 익히면 다음은 82페이지의 연꽃의 자세와 84페이지의 휴식하는 자세를 습득(習得) 합니다.

이상에서 말한 세가지 자세는 요가의 가장 기본적인 포즈이지요. 이것들은 자세의 편성(編成)에서 반드시 채택되는 것들이지요.

이것들이 숙달되면 다음은 85페이지에서 122페이지에 소개하는 요가의 기본자세(基本姿勢)의 쉬운 것부터 해가도 좋고, 만약에 당신이 무슨 증후(症候)로 고생을 하고 있다면 제 3 장에서 이야기가 되는 증후별(症候別)의 자세 가운데서 자기자신에게 해당되는 것을 추려 그 효과적인 자세부터 하는 것도 좋겠지요.

어느 정도로 움직일 수가 있게되면, 자신이 선택하는 자세를 한 파트로 편성하여 하도록 합시다. 이때 자세의 가짓수와 그 편성에 무리가 없도록 하며 반드시 휴식하는 자세를 끼워넣도록 합니다.

그리고 요가의 호흡법(呼吸法)은 간단한 자세이니 대충 습득하여 갖가지 자세에 끼워 활용하여 주십시요.

● 자세(pose)의 편성(編成)

스승없이 자습으로 요가의 행법을 시작하는 경우에 먼저 자세의 편성에 명심할 필요가 있읍니다. 예를 들자면 몸을 앞으로 구부리는 자세를 취한 다음에는 몸을 뒤로 젖혀 구부리는 자세도 잊지말고, 항상 몸의 벨런스를 고려하는 자세의 편성을 해야 합니다.

또한 자기가 자신있다고 생각하는 자세만 할 것이 아니라 잘 되지 않는다고 생각하는 자세를 빠뜨리지 말아야 합니다. 이로써 전신을 균형있게 개발할 수가 있읍니다. 만약에 자신있는 자세나 한쪽으로 치우친 자세만을 하게되면 체내 정기(精気)의 흐름이 한쪽으로 기울어지고 몸에 나쁜 영향을 주는 수가 있읍니다.

● 자세의 수(數)

요가의 행법은 처음부터 많은 가짓수를 행하면 행법을 계속하는 습관을 얻는데 고통이 따릅니다. 그러기에 처음에는 두 세가지부터 하기로 합시다. 그리고 그 수효를 매번 하는 것에 저항감을 갖지않기에 이르면 그 자세의 수효를 늘리도록 합시다.

● 요가를 하는 사이클(cycle)

　요가의 행법은 매일 하는 것이 바람직스러운 일이지만 그렇다고 너무 구애를 받지 않는 것이 좋다고 생각합니다. 매일 하지를 못한다고 해서 요가의 효과가 나타나지 않는다는 법은 없지요. 사정이 허락지를 않아 수일간을 쉬더라도 다시 행법을 재개(再開)하면 좋습니다. 매일 무리를 해서 방법을 하고 한 두달에 요가의 효과를 바라기 보다는 자기자신의 생활리듬에 맞추어 일주일에 사흘이나 나흘만에라도 하는 시간을 갖도록 합시다.

　일년이고 이년이고 길게 계속함으로써 요가의 훌륭한 효과를 자신의 몸이 스스로 터득하게 되지요.

　한가롭고 평온한 기분으로 요가의 행법을 쉬지않는 일이 귀중합니다.

```
┌─────────────────────────────────────────────────┐
│      ●초심자(初心者)가 시작할 경우의 차례●         │
│                                                 │
│  제    ① 앉는 법 ┌ 정좌(正座)의 자세(姿勢)        │
│  1              └ 연꽃모양의 자세                │
│  스                                             │
│  텝    ② 느긋하게 휴식(休息)하는 자세             │
│                                                 │
│              ⇩           ⇩                      │
│  제  ┌──────────────┐  제 ┌──────────────┐      │
│  2   │기본(基本)이 되는│  2  │자신의 증후(症候)│      │
│  스  │자세의 차분하고 │  스  │에 알맞는 효과적 │      │
│  텝  │부드러운 것부터 │  텝  │인 자세부터 해간 │      │
│  Ⓐ  │한다.          │  Ⓑ  │다.             │      │
│      └──────────────┘     └──────────────┘      │
│                    ⇩                            │
│  제  ┌───────────────────────────────────┐      │
│  3   │몇 개의 자세에 숙달하게 되면 자신에게│      │
│  스  │알맞은 자세를, 그 사이에 휴식하는 자 │      │
│  텝  │세를 끼워 넣는 편성(編成)으로 요가행 │      │
│      │법을 한다. 처음은 세 가지 자세 정도로│      │
│      │시작한다.                          │      │
│      └───────────────────────────────────┘      │
└─────────────────────────────────────────────────┘
```

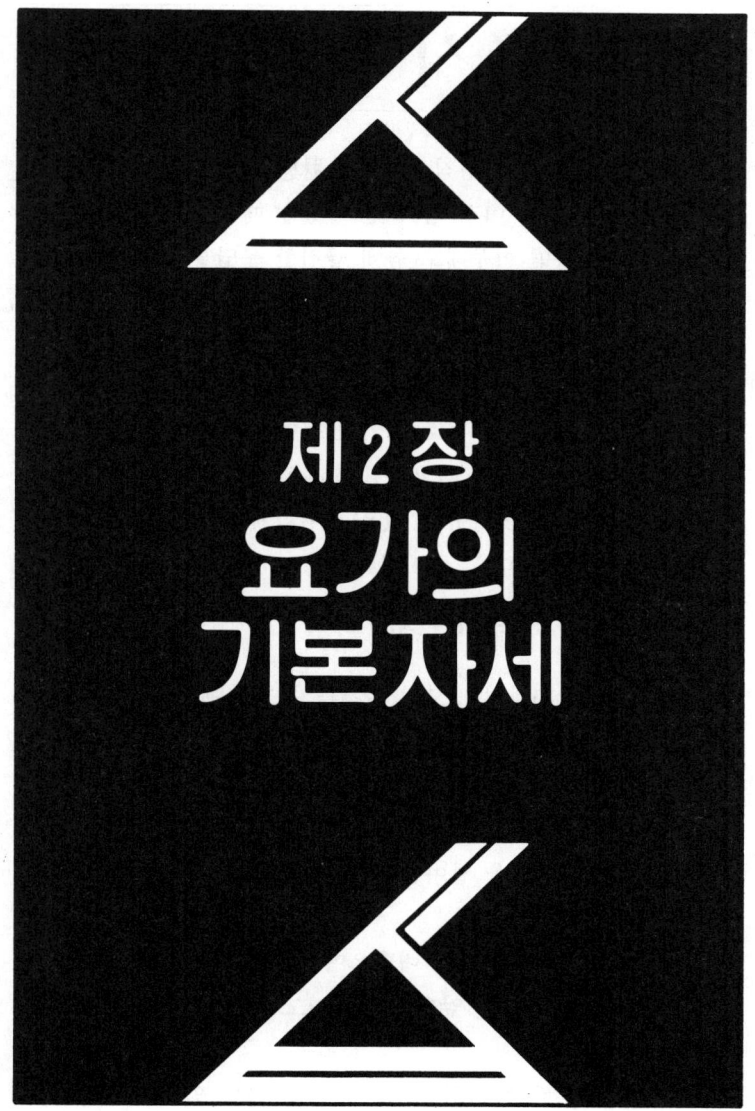

제 2 장
요가의 기본자세

요가를 시작하기 전에

독한 추위로 근육이 경직상태(硬直狀態)에 있을 때나 막 잠자리에서 몸을 일으켜 아직 잠이 덜 깨었을 때 갑자기 요가행법(行法)에 들어가면 아무래도 몸에 급격한 부담을 주게 됩니다. 이럴 때는 몸을 녹여 혈액순환이 잘되도록 하고 근육을 풀기 위해 샤워를 한다던가, 요가행법에 들어가기에 앞서 준비운동을 하고 요가로 옮기십시요.

이럴 때 뿐이 아니고 평소 여기서 설명하는 준비운동을 한 다음 몸을 약간 움직여 보고 요가를 시작하는 것이 좋을 겁니다.

준비운동에는 많은 종류가 있으나 여기에 그 대표적인 것으로 네가지를 소개 합니다.

백거칭·투텃칭

①양쪽 발을 10센치 정도의 간격을 두고 평행(平行)으로 벌리고 똑바로 섭니다.

②코로 느긋하고 여유있게 숨을 들이마시면서 두 손을 들어 다시 느긋하고 여유있게 숨을 입으로 뱉읍니다.

③다음은 코로 숨을 빨아들이며 두 손을 든채 상반신을 뒤로 젖힙니다.

④계속해서 코에서 숨을 내뱉으며 두 팔을 위로 처들어 펴고 있는 그대로, 상반신을 앞으로 구부리고 양손이 발가락 앞에 붙게합니다.

위의 ①에서 ④까지의 뒤로 구부리기와 앞으로 구부리기

(前医) 운동을 초속(秒速)의 속도로 16회 쯤 되풀이해 주십시오.

이것이 끝나면 다음과 같은 호흡법(呼吸法)으로 호흡을 고르게 조정합니다.

⑤ 양쪽 다리를 가지런히 하고 똑바로 섭니다. 두손을 모아잡고 턱밑에다 붙이며 양쪽 팔꿈치는 가슴앞에다 모읍니다.

⑥ 느긋하고 여유있게 코로 숨을 들이마시며 양쪽 팔꿈치를 옆으로 들고, 다시 느긋하고 여유있게 입으로 숨을 내뱉으며 양쪽 팔꿈치를 내리고 ⑤의 상태로 돌아갑니다. 이 호흡법을 2~3회 반복합니다.

이 호흡법이 끝나면 ①에서 ④까지의 운동을 15회 되풀이하고 이어서 팔꿈치를 오르내리는 호흡법을 다섯 번 되풀이 합니다.

■ 효과 이 운동은 복근(腹筋)을 강하게 하고 배의 군살을 빼는 구실도 합니다.

또한 이 호흡법은 폐활량(肺活量)의 증진에 좋은 몫을 하지요.

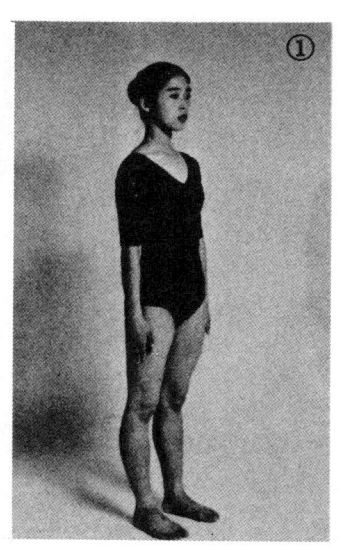

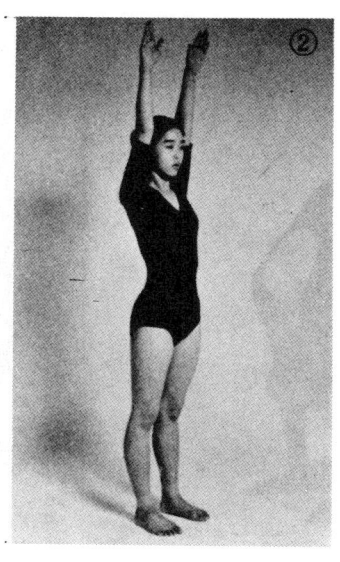

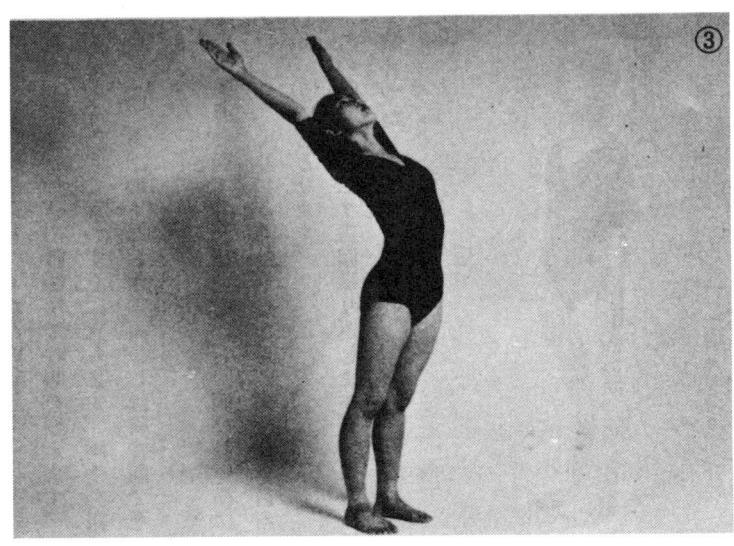

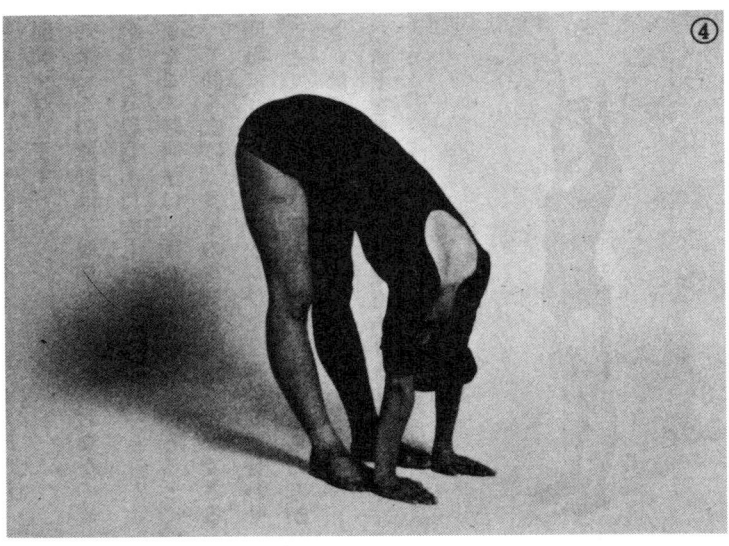

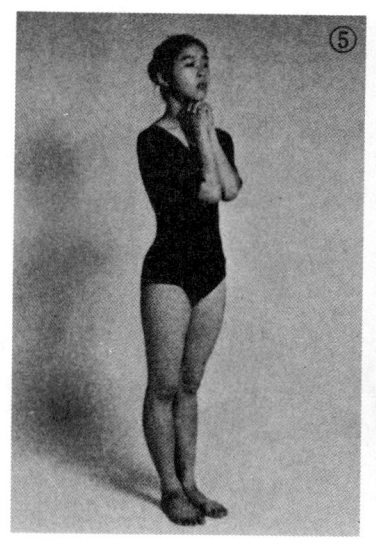 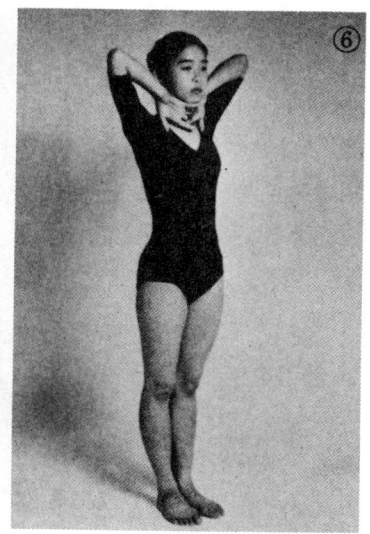

트렁크 · 트위스팅

① 두 다리를 최대한으로 벌리고 상체(上体)를 똑바로 펴고 섭니다.

② 코로 숨을 들이쉬며 두 팔을 어깨와 수평(水平)이 되게 옆으로 올립니다.

③ 입으로 숨을 내뿜으며 상체를 바닥에 평행(平行)이될 정도로 앞으로 구부립니다.

④ 다음에는 코로 숨을 마셨다 뱉으면서 상체를 구부린 채 오른쪽으로 돌리고, 왼손으로 오른발 발가락 끝을 만지며 오른손은 곧게 위로 올립니다.

⑤ 상체를 구부리고 있는 상태로 왼손으로 비틀어, 오른손을 왼발 발가락 끝에 붙이고 왼손은 쭉 곧게 위로 올립니다.

③~⑤의 동작을 16번 반복한 다음에는 두 다리를 가지런히 모으고 호흡법을 5번 반복하고 끝맺읍니다.

■ **포인트**
척추를 차바퀴의 축(軸)으로 삼고 상체를 좌우로 흔듭니다. 이때 얼굴은 언제나 위에 있는 손끝을 보고 있어야 합니다.

■ **효과**
척추를 부드럽고 탄력있게 하며 웨이스트를 죄어 맵니다.

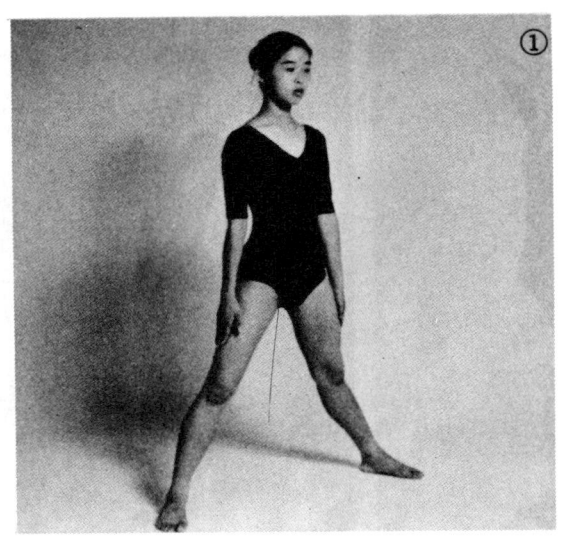

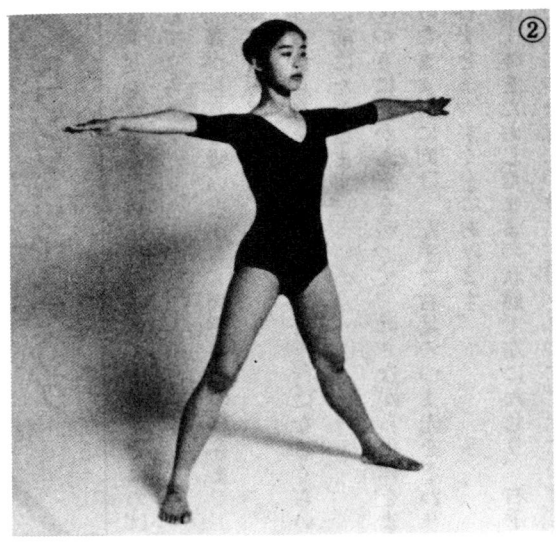

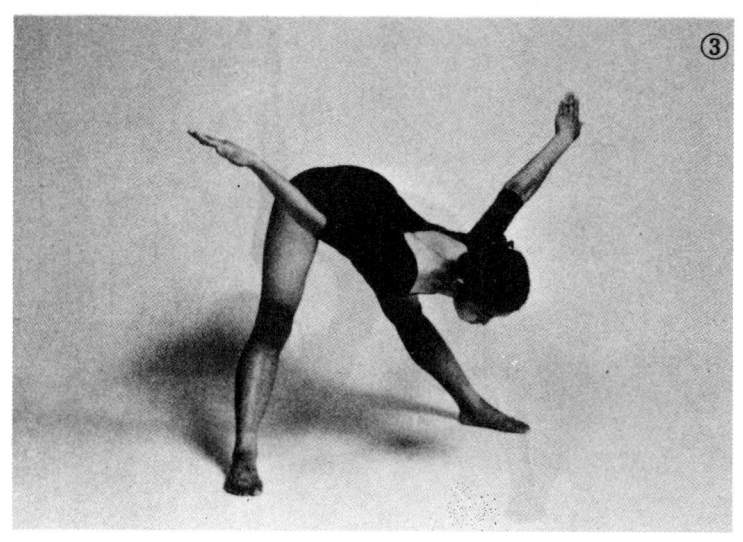

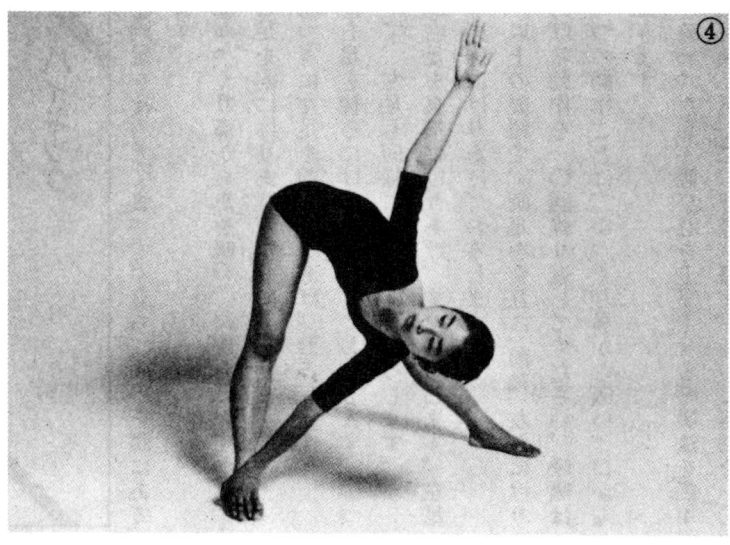

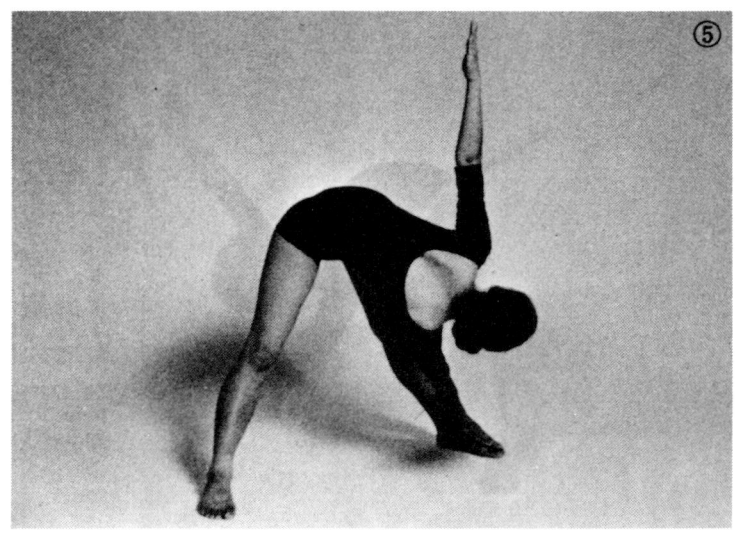

하이킥

① 두 발을 가지런히 하여 꼿꼿히 서고 두 손을 허리에 댑니다.

② 차분하게 코로 숨을 들이마시고 입으로 내뱉은 다음, 오른발을 수평(水平)이 되는 높이로 차올리고 곧 내립니다.

③ 다음은 왼발을 ②의 요령으로 차올리며 내립니다.

④ 이 또한 ②와 ③과 같은 요령으로, 다만 발의 방향이 뒷쪽을 향하고 하는 동작이라는 것이 다를 뿐입니다. 처음 오른발을 뒤로 차올렸다가 내리고, 다음은 왼발의 차례가 되지요.

⑤ 이번 방향이 옆으로 바뀝니다. 오른발을 옆으로 차올렸다 곧 내리고, 같은 동작을 왼발로 옮깁니다.

위에서 설명한 요령으로 다시 운동을 10회 되풀이 합니다.

계속해서 같은 호흡법을 다섯 번 반복하고 끝을 냅니다. 이를 한 세트로 하고 두 세트쯤 반복하면 효과적입니다.

■ 포인트 발을 차올렸을 때 한 발로 몸을 받치고 서는 자세가 됩니다. 이때 밸런스를 잃고 상체가 근드렁거리는 일이 없도록 유념하십시오.

■ 효과 다리의 관절(関節)을 유연하게 하는 효과가 있읍니다.

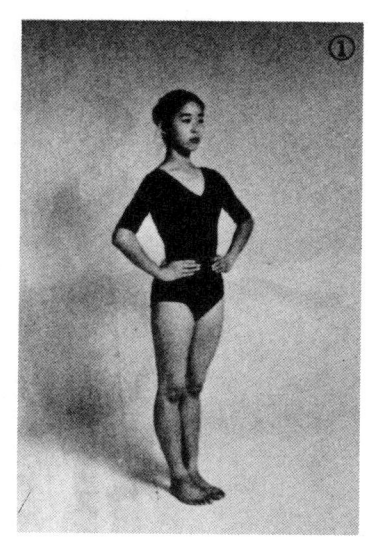

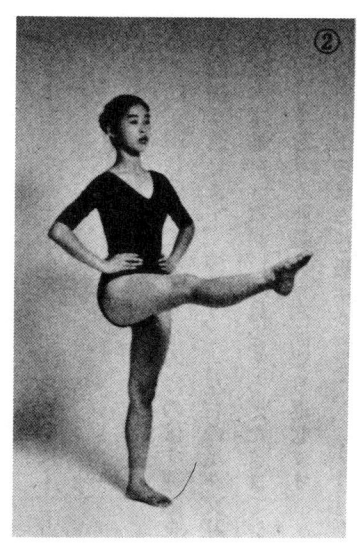

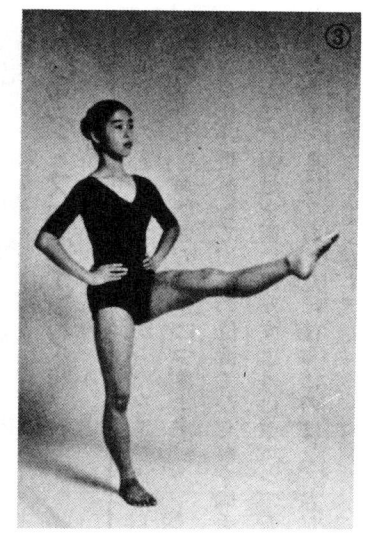

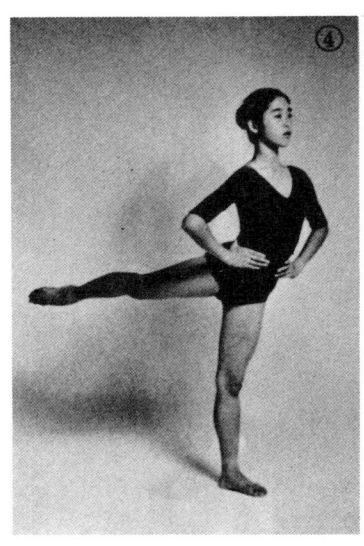 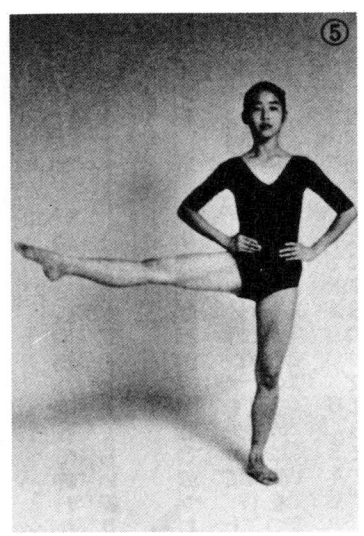

랙·슬로윙

① 두 다리를 밀착하되 가지런히 합치고 발가락 끝으로 몸을 받치고 쭈그리고 앉으며, 그때 손은 양쪽 무릎 곁으로 바닥에 닿게 되어 있읍니다.

② 차분하고 여유있게 같은 위치에서 몸은 두손으로 받친 채 두 다리를 바닥에서 뜨게 점프하며, 그 다리가 내릴 때 잽싸게 오른발은 뒤로 뻗지르고 왼발은 본래의 위치로 옵니다.

③ 이 자세 그대로 재차 점프하며 이번 뻗지른 오른발을 본래의 위치로 오게하면 ①의 자세가 됩니다.

④ 다음은 같은 요령으로 왼발을 뒤로 늘여뻗는 운동을 16번 반복합니다. 이를 계속하여 좌우(左右)의 다리를 번갈아가며 늘여뻗는 운동을 16번, 두 다리를 감친 채 점프하는 운동을 16번

반복합니다.

⑤ 팔꿈치를 오르내리는 호흡법을 행하고, ①~④를 반복해 주십시오.

⑥ 마지막으로 같은 호흡법을 5번 반복하여 호흡을 조정합니다.

■ **효과** 다리를 늘씬하게 하고 아랫도리를 유연하게 하는데 효과적입니다.

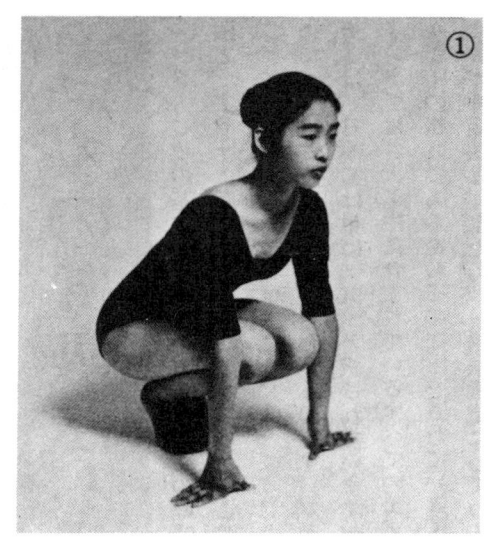

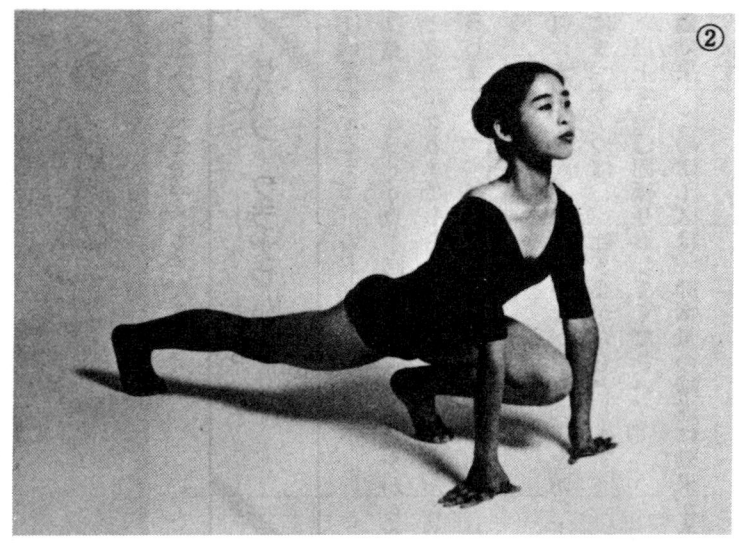

요가의 호흡법 (뿌라나얌)

하따·요가의 기본이 되어있는 이 호흡법과 아사나라고 불리는 체위법(体位法)입니다(후에 설명함). 이 두가지를 합쳐 숙달함으로써 비로소 요가의 효과는 나타나지요. 뿌라나를 일본에서는 「기(気)」라고 번역이 되어있지만, 요가의 발상지인 인도(印度)에서는 대기중(大気中)에 포함되어 있는 모든 에너지의 근원이 되는 미립자(徴粒子)를 가리키는 말로 되어있지요.

요가의 호흡법은 우리들이 일상생활에서 무의식적으로 하고 있는 호흡을, 스스로 의식하며 깊이있게 호흡함으로써 대기중의 뿌라나를 폐(肺)의 구석 구석까지 스며들게 하여 가득 채웠다가 수초(數秒) 동안 호흡을 중단하고 몸 전체로 고루고루 침투시킵니다. 이리하여 그 뿌라나에 의해 우리생활에서 왕성한 활동력을 얻는 것으로 생각하고 있읍니다.

싸하지·뿌라나얌 (1)

①두다리를 합치고 등을 바닥에 대고 천장을 향해 누으십시요.

②코로 천천히 숨을 마시며 오른발을 몸과 직각(直角)의 형태가 될 때까지 들어올리고, 입으로 숨을 내쉬며 그 다리를 내립니다.

③다음은 코로 숨을 마시며 양손을 머리 위로 올렸다가 마신 숨을 내쉬며 그 양손을 내립시다.

이상 말한 동작을 10번 반복하여 주십시요.

■효과 이 자세는 폐활량의 증진에 효과가 있읍니다.

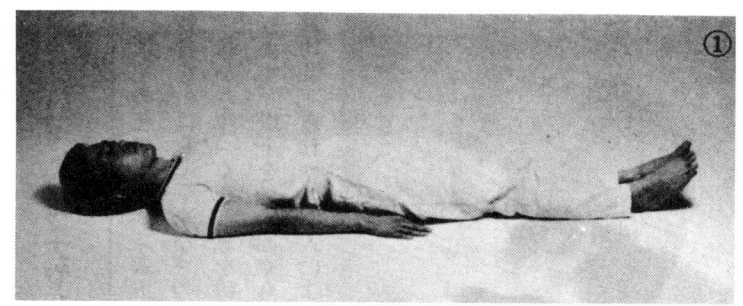

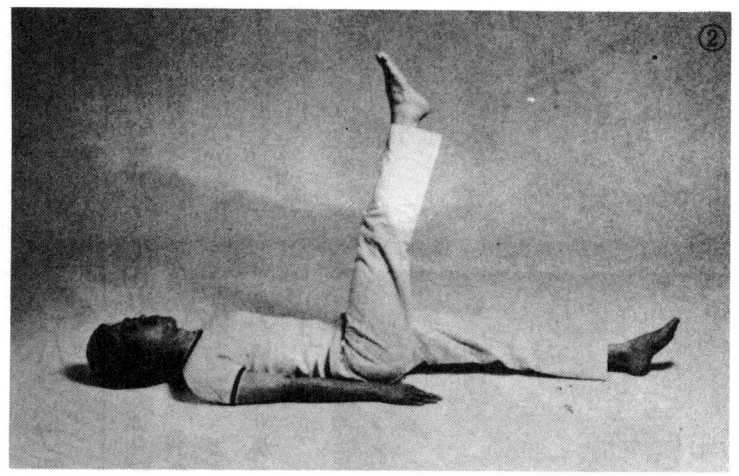

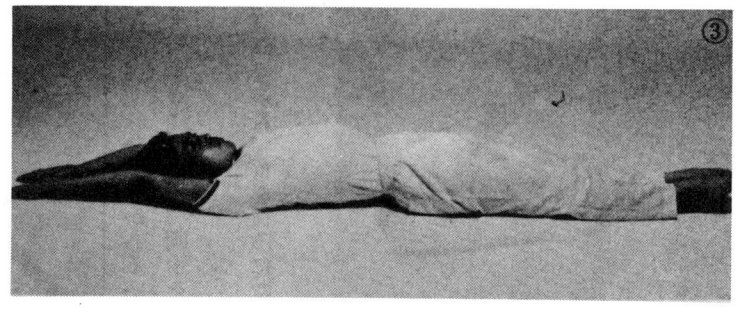

싸하지·뿌라나얌 (2)

연꽃 모양의 자세(82페이지 참조)로 앉고 척추를 꼿꼿이하며 손을 무릎 위에 얹읍니다.

코에서 여유있게 천천히 숨을 마시고, 오므린 입에서 토해냅니다. 이 호흡을 10회 정도 되풀이 하십시요.

■**효과** 피로하기 쉬운 체질을 가진 사람에게는 유효적인 호흡법입니다.

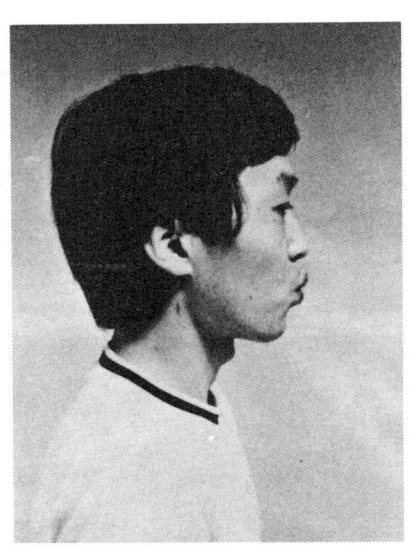

싸하지·뿌라나얌 (3)

①연꽃 모양의 자세(82페이지 참조)를, 아니면 바르게 앉아 척추를 꼿꼿이 세우고 양손을 무릎 위에 얹읍니다.

숨을 천천히 차분하게 코로 들이마시면서 목을 뒤로

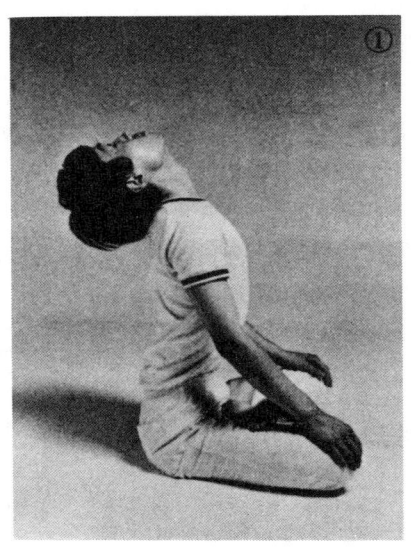

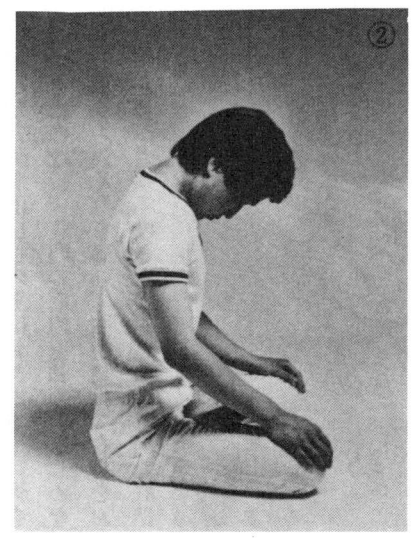

젖힙시다.

②그런 다음에 들이킨 숨을 코에서 토해내며, 이번 목을 앞으로 구부립니다. 이상 동작을 20번 쯤 반복해 주십시요.

■**효과** 갑상전(甲狀腺)의 강화에 효과적이며 따라서 홀몬의 분비(分泌)를 정상적으로 해줍니다.

싸하지·뿌라나얌 (4)

연꽃 모양의 자세(82페이지 참조)를 취하고 척추를 쭉 바로 세워 손을 무릎에 얹읍니다.

턱을 움츠려 가슴에 붙이고 여유있고 느슨하게 숨을 들이마시며 배를 또한 움츠러뜨리고, 이번 숨을 들이마실 적과 같이 여유있고 느슨하게 토해내며 본래의 자세로 돌이킵시다.

위의 동작을 10회에서 15

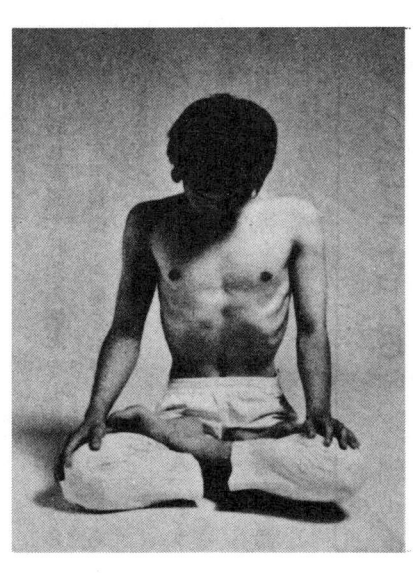

회 반복하고, 잠시 쉬었다가 다시 한번 반복하십시오.

■효과 장(腸)의 운동에 도움을 주므로 변비(便秘)의 해소에 좋습니다.

싸하지·뿌라나얌 (5)

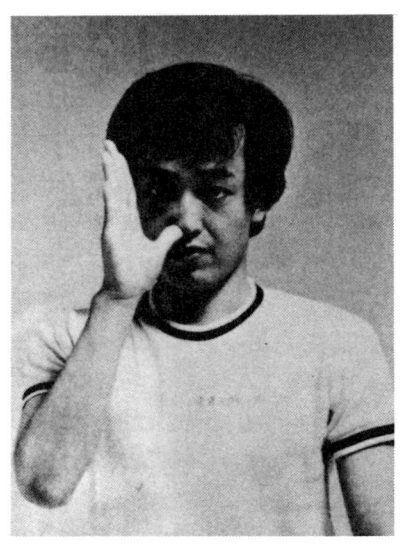

연꽃 모양의 자세가 아니면, 몸을 단정히 정좌하고 양손을 무릎 위에 둡니다. 척추를 바르게 세우며 항문 (肛門)의 근육을 강하게 죄이고, 이와 함께 코에서 힘차게 숨을 빨아들이며 오른손 엄지로 코 오른쪽을 누르고 그 코 왼쪽 구멍으로 숨을 내뿜으며 죄어맨 항문의 근육을 늦추어 풀어줍니다.

이상 설명한 동작을 10회에서 15회를 반복하고 잠시 쉬었다가 한번 더 위의 차례에 따라 되풀이 하십시오.

■효과 괄약근(括約筋)을 강하게 하며 동시에 성선(性腺)에 자극을 주어 성능력을 항진시켜 주지요.

싸하지·뿌라나얌 (6)

① 몸을 단정히 정좌하고 등뼈를 꼿꼿하게 세운 다음 코로 기운차게 숨을 빨아들입니다.

② 촛불을 불어 끌때와 같은 오므라뜨린 입으로 앞서 빨아들

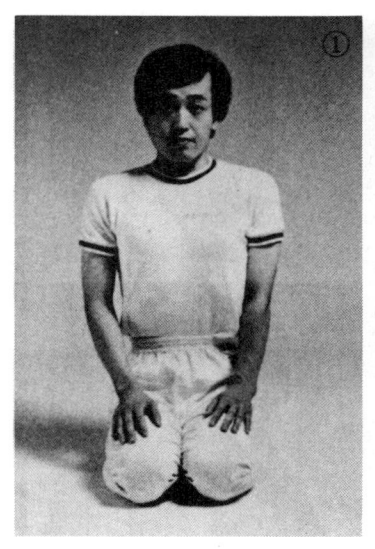 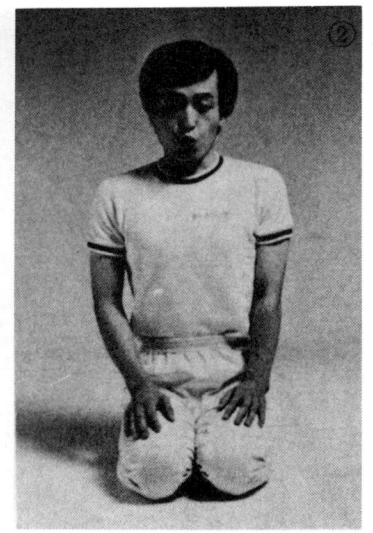

인 숨을 세 번이나 네 번으로 나누어 힘차게 내뿜읍니다.
 위의 ①, ②의 동작을 5회 정도 반복합니다.

싸아지·뿌라나얌(7)

 ① 연꽃 모양의 자세(82페이지 참조)든지, 정좌를 합니다. 척추를 꼿꼿하게 바로 세우고 왼손을 무릎에 둡니다. 오른손 엄지가락과 장지로 각각 코의 양쪽을 눌러 막읍니다.
 ② 엄지가락을 코에서 떼면서 오른쪽 코구멍으로 아주 천천히 숨을 들이마십니다.

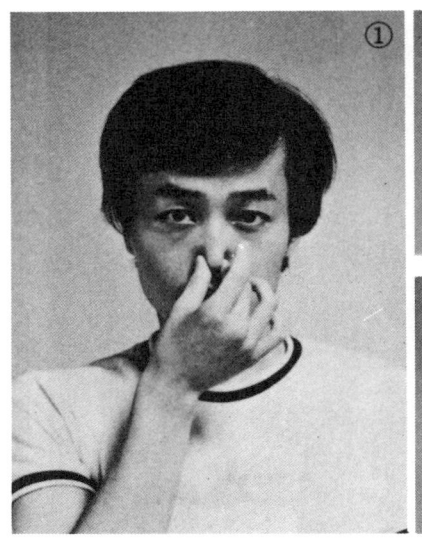
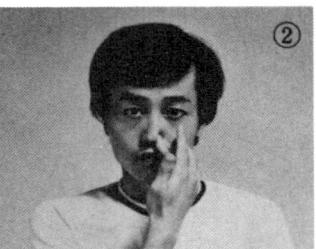
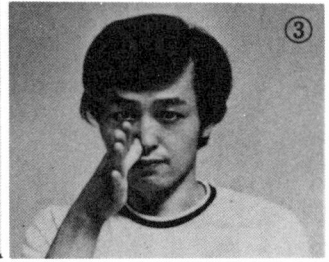

싸하지 · 뿌라 나얌 (8)

① 연꽃 모양의 자세(82 페이지 참조)든지. 또는 정좌를 하고 등뼈를 꼿꼿하게 세우며 손은 무릎 위에다 얹읍니다.

② 혀를 동그랗게 만들어 입술 밖으로 내밀고 그 혀 사이로 숨을 서두르지 말고 천천히 들이마십니다.

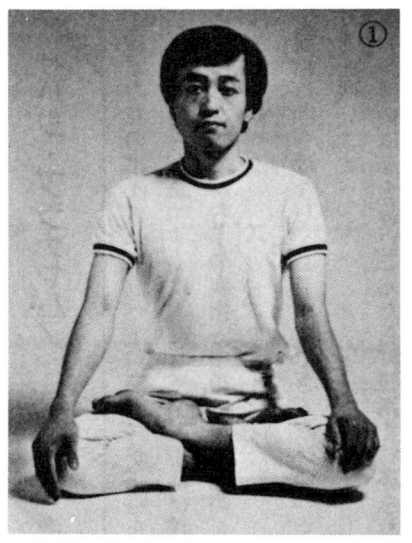

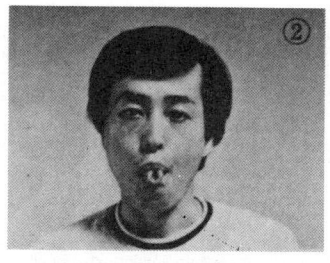
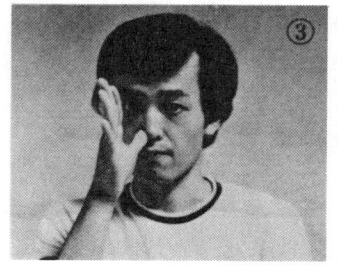

③숨길을 끊은 그대로, 오른손을 들어 엄지 내측(內側)으로 코 오른쪽을 가볍게 누르고 코 왼쪽 구멍에서는 숨을 천천히 내어보냅시다.

이상의 요령으로 10회부터 15회 반복하면 좋을 겁니다.

그일이 다 끝나면 손은 다시 무릎 위로 돌리고 잠시 휴식을 취하십시요.

■효과 이 호흡법은 담낭염(膽囊炎) 환자에게 좋습니다.

싸하지·뿌라나얌(9)

① 연꽃 모양의 자세(82페이지 참조)로 앉아 척추를 쭉 바르게 세우십시요.

② 양손을 가슴에 대고 팔꿈치는 뒤로 보내 뻗으며 코에서는 호흡법으로 숨을 마십니다.

③ 마신 그 숨을 코에서 토해내며 팔꿈치를 양쪽 겨드랑이에 딱 붙도록 합니다.

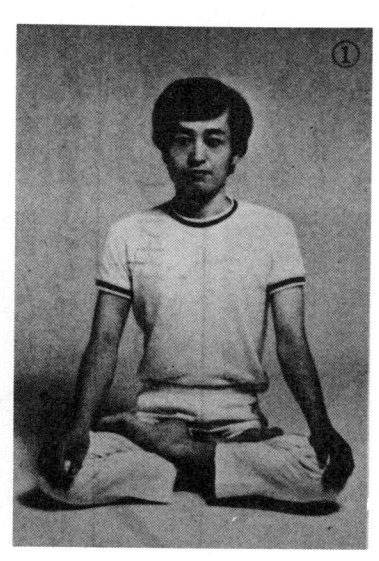

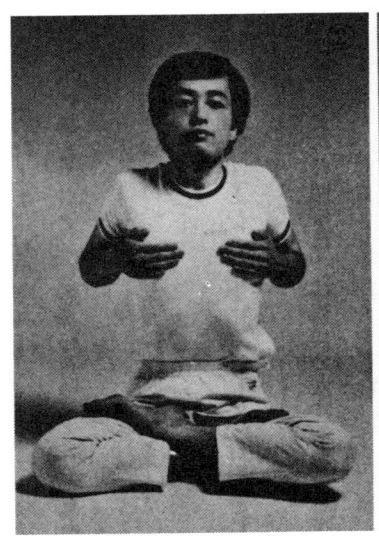 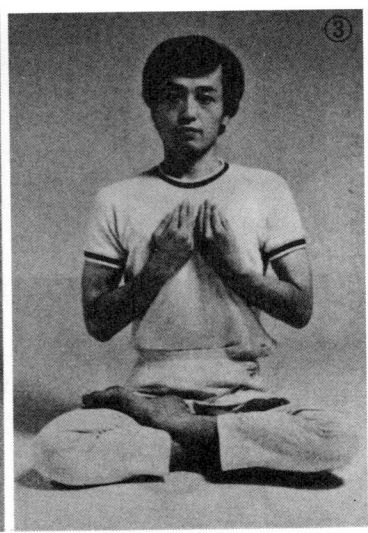

싸아지 · 뿌리나얌 (10)

① 우선 등을 바닥으로 하고 고개를 젖혀 천장을 쳐다보며 누으십시요. 코로 숨을 마시며 두 손과 두 발을 조용히 벌려 큰대 (大)자의 형상을 만듭니다.

② 다음은 천천히 코로 숨을 내쉬면서 양손을 몸 옆으로 다긋 고, 두 다리를 일직선으로 모읍니다.

이상 얘기한

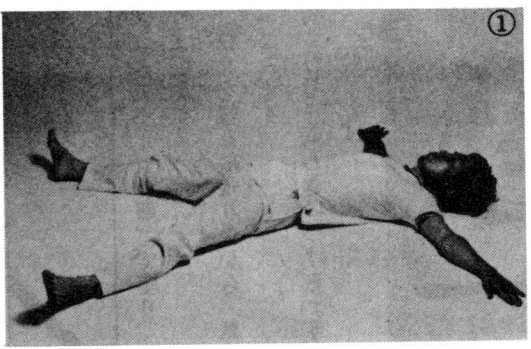

요령으로 열 네 번을 반복 하지요. 그때 동작은 크고 굵직하게 해야 합니다.

■**효과** 이 호흡법은 견갑골(甲骨)이나 다리 관절을 부드럽고 탄력적으로 해주는 데 효과가 두드러집니다.

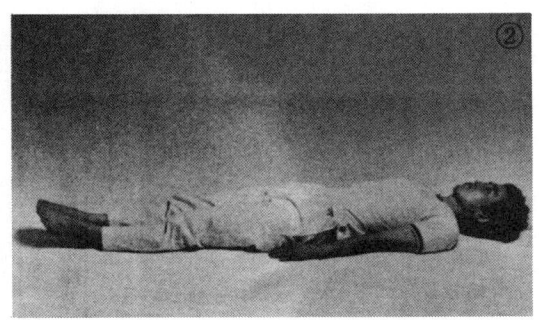

쿤바카

먼저 연꽃 모양의 자세(82페이지 참조)나 또는 단정하게 정좌를 하고 등을 반듯하게 세웁니다.

손은 무릎 위에 놓고 조용히 눈을 감읍니다. 그리고 천천히 여덟 정도 세는 동안 숨을 들이키고 호흡을 중단합니다. 그리고 숨이 차 오르고 괴로울 만하면 곧, 숨을 들이쉴 때의 갑절이 되는 시간을 걸려 천천히 그 숨을 토해냅니다.

■**효과** 혈액(血液)의 산소 함량(含量)을 늘려줍니다.

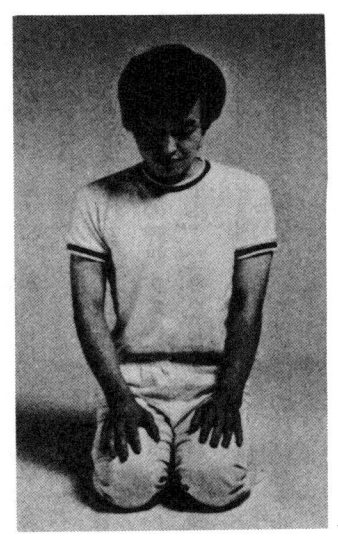

바스토리카

바스트리카란 '대장간의 풀무'라는 뜻으로 그 말의 의미와 같이 풀무처럼 힘차게 그리고 빠르게 숨을 들이키고 토하는 호흡법입니다.

① **연꽃 모양의 자세(82페이지 참조)로 앉아 먼저 코에서 서두르지 말고 여유있게 숨을 토해 냅시다.**

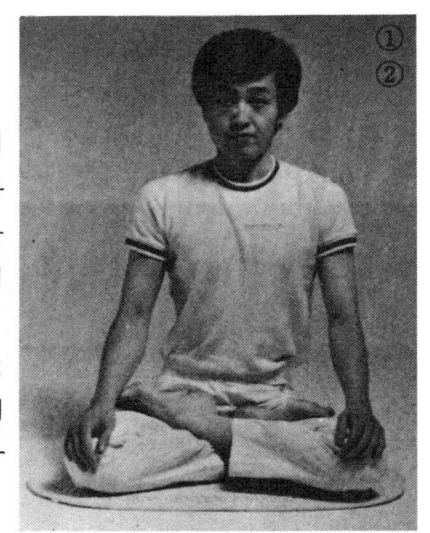

② 다음부터는 강하고 빠르게 코로 숨을 들이키고, 강하고 빠르게 코로 숨을 토해 냅시다.

위와 같은 요령으로 몸이 지칠 때까지 계속합니다.

③ 먼저 오른손 중지로 코 왼쪽을 누르고 오른쪽 코구멍으로 숨을 빨아들입니다.

④ 오른손 엄지로 코 오른쪽을 누르고 잠시 호흡을 그칩니다.

⑤ 오른손 중지를 떼고 왼쪽 코구멍을 벌려 숨을 토해냅니다.

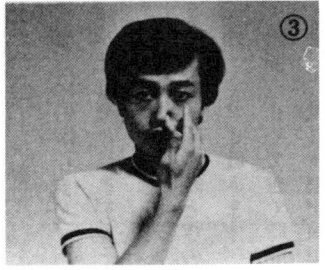

좌우의 코구멍으로 번갈아가며 숨을 들이켰다가 토해내기를 피로감이 걷힐때까지 계속합니다.

■**효과** 이 호흡법은 기도(気道)를 깨끗하게 청소하며 공기의 통과하는 흐름을 좋게 합니다.

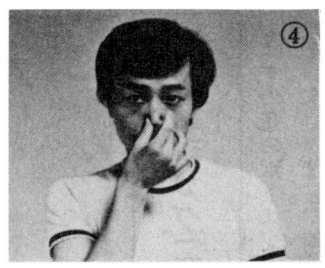

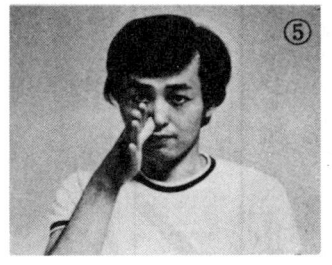

이를 열 번쯤 되풀이 합시다.

■효과 귀 눈 코 등에 효과가 있읍니다.

웃갓트·쿠리야

정좌하고 척추를 바르게 세워 숨을 코에서 강하게 빨고 코에서 강하게 토해 냅니다.

바하모리 ―

연꽃 모양의 자세(82 페이지 참조)로 자리를 잡아앉고 조용히 눈을 감아 숨을 코로 느긋이 들이쉬다가 멈추며, 양손을 다 쓰되 양쪽 새끼가락으로 입, 약손가락으로 비강(狸腔), 중지로 눈, 집게 손가락으로 관자놀이를 누루고, 엄지는 귀구멍을 막읍니다. 여덟을 셀 때까지 누루고 조용히 손가락들을 떼며 숨을 코로 토하고, 그리고 눈을 덮고 긴장을 풀고 쉬세요.

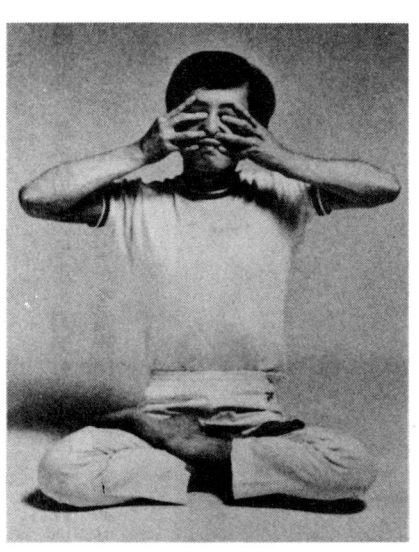

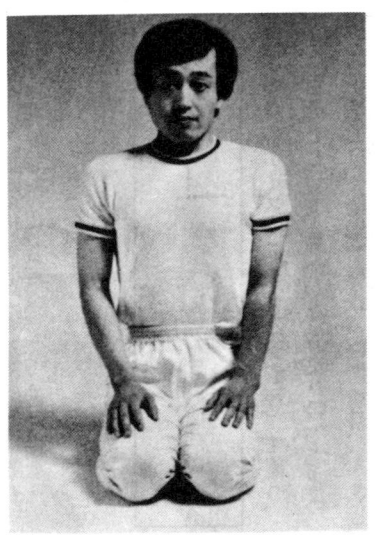

위의 동작을 세 번 반복하면서 눈을 감고 다섯을 셀 정도로 쉽니다. 그와 같이 중간에 휴식을 하면서 위의 동작을 8회 반복합니다.

■**효과** 코가 막히는 증세가 치료됩니다.

싸하지·아그니샤·쿠리야

① 연꽃 모양의 자세(82페이지 참조)로 척추를 꼿꼿이 세우고 양손을 배에 대고 느슨하게 코에서 숨을 들이쉽니다.

② 숨을 입에서 내쉬며 손가락 끝으로 배를 누릅니다.

이상 말한 동작을 40회 반복합시다.

이를 끝내면 천장을 쳐다보는 자세로 누워 몸의 긴장을 풀고 쉽니다.

■**효과** 장내(腸內)에서 점액(粘液)의 분비를 조절하며 장내를 깨끗하게 하지요.

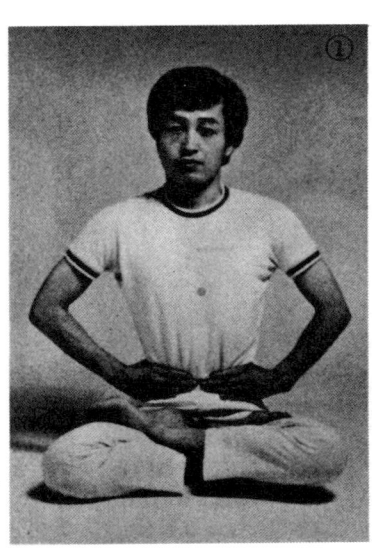

아그니샤·도우티 (1)

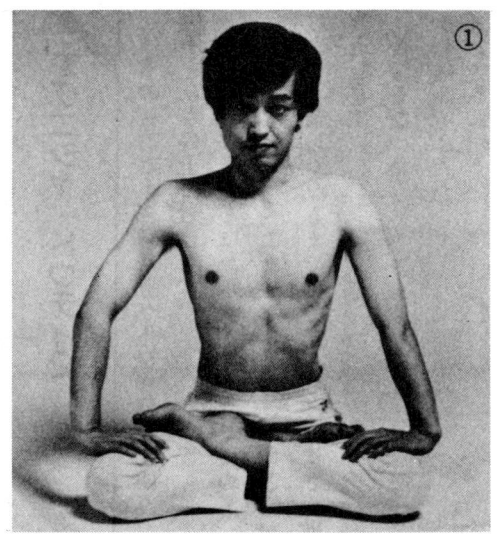

① 연꽃 모양의 자세(85페이지 참조)로 앉아 양쪽 팔꿈치를 외측(外側)을 향해 팽팽히 뻗고 손을 무릎 위에 놓으세요.

② 조금 앞으로 수그린 듯하고 코로 들숨을 쉬며 배를 움츠립니다.

③ 날숨을 코에서 내놓으면서 수그린 몸을 바로하며 움츠린 배를 폅니다.

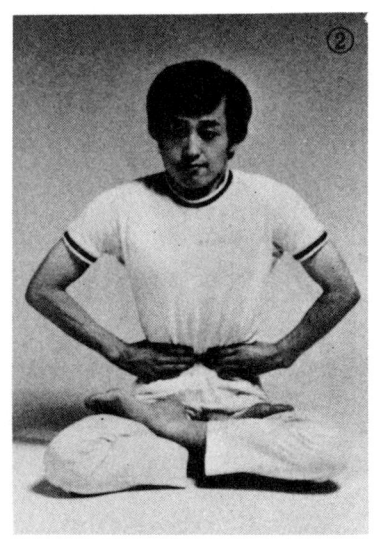

이상 말한 동작을 20회 쯤 되풀이 한 다음 잠시 쉬십시요.

중간에 휴식을 끼면서 20회를 한 세트로 하여 2~3세트 반복해 주십시요.

■효과 위장의 소화력을 항진시키는 호흡법입니다. 또 설사같은 데도 효과가 있읍니다.

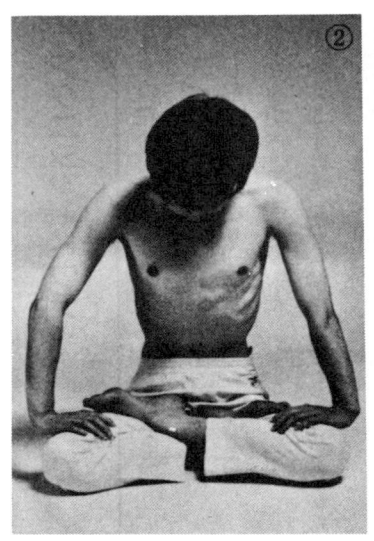
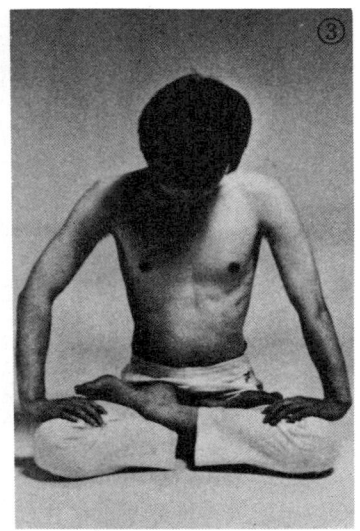

아그니샤 · 도우티 (2)

연꽃 모양의 자세로 앉고 양손을 무릎 위에 놓으세요.

숨을 코로 들이쉬고 입으로 내쉬세요. 이를 멈추고 배를 내밀었다가 움츠렸다가 우그렁우그렁 움직이세요. 괴로움을 느낄 때까지 가급적 긴 시간을 걸려 많은 반복을 합시다.

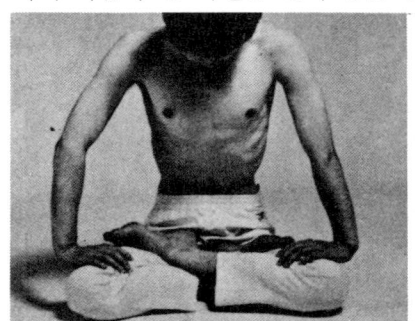

휴식을 중간 중간 취하여 3~ 4회 반복해 주십시요.

■효과 설사 같은 것이 낫는 호흡법입니다.

요가행법의 앉는 법 휴식(休息)하는 법

요가의 자세(pose)에 있어서 중요한 기본(基本)이 되는 —정좌(正座)의 자세, 연꽃 모양의 자세, 느긋이 휴식하는 자세를 들어 말하겠읍니다. 이것들은 다른 자세로 바꾸는 처음, 또는 그 중간에 반드시 필요하다고 말해도 좋을 정도로 채택되어 있을 뿐만 아니라 하나의 자세로도 요가의 자세를 대표하는 것들 입니다. 잘 배워 두십시요.

정좌(正座)의 자세 바지라샤나

바지라샤나의 바지라는 범어(梵語, 印祥古代의 六章語)에서 천둥(雷) 또는 견고(堅固)하다든지, 아뭏든 그런 의미의 말입니다. 여기서는 후자의 의미를 취하기로 하고 견고한 자세 또는 부동의 자세를 말합니다.

일본에서 말하는 정좌(正座)와 거의 같은 것으로 생각하면 좋을 것입니다.

▲ 행법
① 먼저 일상생활에서 우리가 하고 있는 대로 정좌해 주십시요. 몸의 무게가 양쪽 다리에 고르게 얹히도록 조심하십시요. 목

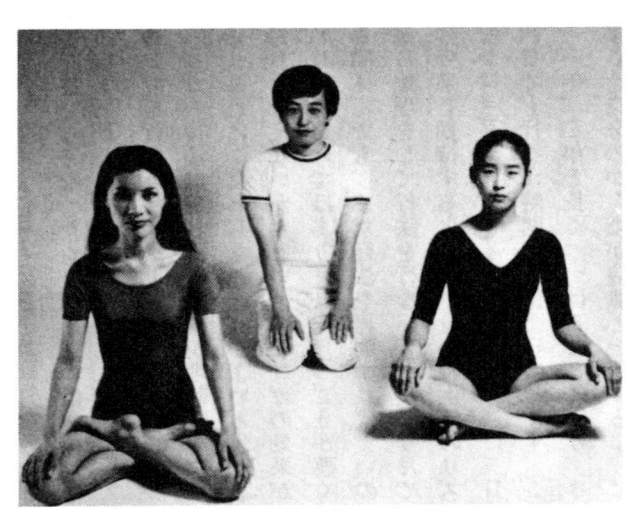

▲초심자는 앉는 방법부터 연습하는 것이 좋다.

과 척추를 팽팽하게 세우고 정수리에서 미골(尾骨)까지 일직선이 되도록 하세요.

② 긴 시간을 앉을 때는 양쪽 엄지발가락을 포개지 말고 양쪽 다리 사이에 몸 아랫부분이 푹 끼워지도록 앉읍니다.

③ 어깨에서 힘을 빼고, 양손은 쭉 곧게 펴서 무릎 위에 얹어 주십시요.

정좌의 자세에서 요가의 포즈를 취할 때는 양 무릎을 바싹 죄어 빈틈없이 꼭 붙여주십시요. 장시간의 정좌에서는 무릎사이에 주먹 한 개 쯤 들어가게 빈틈을 두고 앉아도 무방하지요.

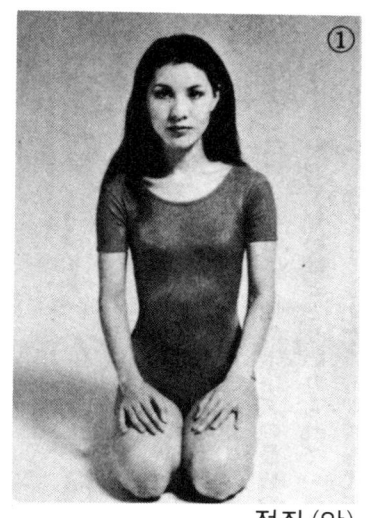
정좌(앞)

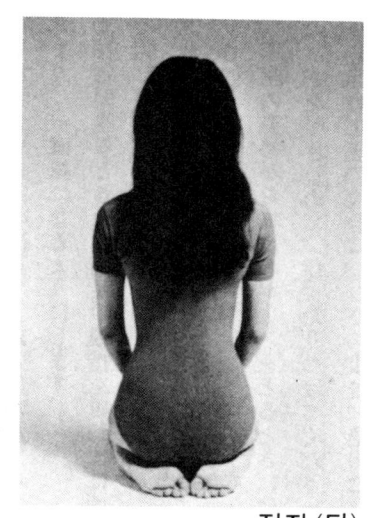
정좌(뒤)

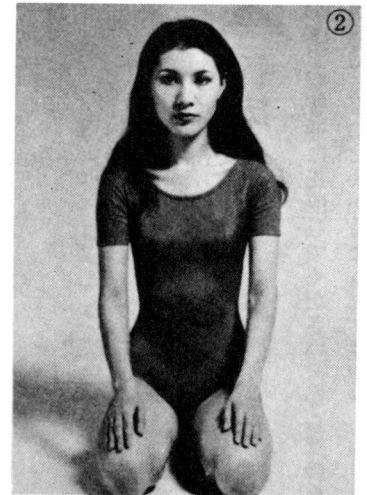
오래동안 앉을 경우

▲ 효과

좌골신경통이나 요통을 앓는 사람은 이 자세를 매일 30분 정도 계속하면 효과를 봅니다. 그리고 식후에 이 자세를 취하면 위장의 소화작용을 돕고 장내(腸內)의 가스를 제거하지요.

뒤에 얘기하는 연꽃 모양의 자세가 좀 벅찬 분은 이 정좌의 방법으로 호흡법이나 명상(瞑想)을 하면 좋을 겁니다.

연꽃 모양의 자세와 그 변형인 빠도마샤나

빠도마는 범어로 연꽃(蓮花)이라는 뜻이며 요가의 중요한 기본체위(基本体位)의 하나입니다.

이 자세는 불교의 전래(傳來)와 더불어 일본인에게도 오랜 옛날부터 알려져 있지요. 연꽃 모양의 자세로서 허물없이 쉽게 할 수 있도록 변한 것이 책상다리지요. 이 책상다리는 오늘날에 좀 흐트러 뜨린 앉음앉음으로 치고 있지만 중세(中世)만 해도 단정한 정좌법이였지요.

연꽃 모양의 자세를 크게 나누면 다음 세가지로 나눌 수가 있읍니다. 좌선(座禪)에서 익히 알고 계시는 결가부좌(結跏趺座)·반가부좌(半跏趺座), 그리고 책상다리 세가지 입니다.

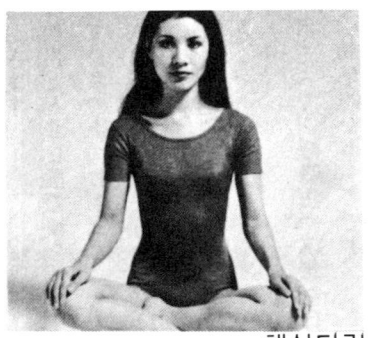

결가부좌

반가부좌

책상다리

▲ 행법

먼저 보통 힘들지 않고 할수 있는 범상한 책상다리를 하십시요. 이때, 왼발은 뻗지 마십시요. 특히 중년이상이 된 사람은 이 점을 꼭 지켜야 합니다.

② 다음으로 왼발을 오른발 허벅다리에 얹읍니다. 그리고 등뼈는 정수리에서 미골(尾骨)까지 쭉 바로 세우십시요.

③ 손을 무릎 위에 놓습니다. 명상(瞑想)할 경우에는 엄지와 집게손가락으로 동그라미를 만들어 손바닥이 몸에 닿게 무릎 위에 놓으세요.

두다리를 오므려 포개지지 않는 사람은 어느쪽이든 좋으니 한쪽 다리를 그 반대쪽 허벅다리에 얹는 것만으로도 괜찮습니다.

▲ 효과

일반적으로 이 자세로 호흡법이나 명상을 행하고 있읍니다. 정신통일에 효과적이지요.

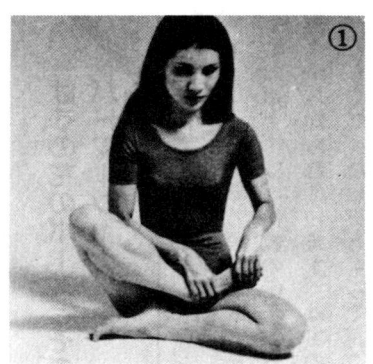
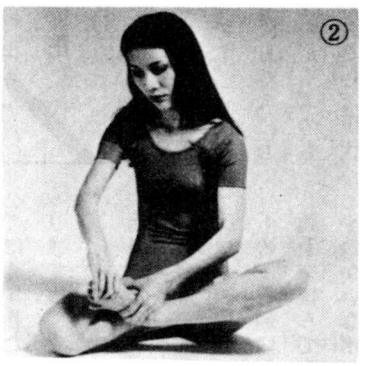
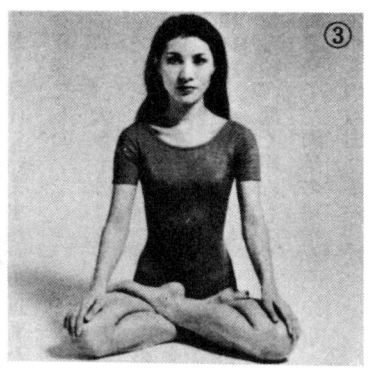

휴식하는 자세 사바샤나

사바라면 범어로 시체(屍体), 요컨대 시체의 자세라는 뜻 입니다. 시체와 같이 단지 천장을 향해 누워 있어서는 휴식하는 자세라고 말하지 못하지요. 사지(四肢)를 충분히 뻗고, 전신에서 기운을 뽑고 또한 켕겨있는 긴장을 풀며 휴식합니다.

▲ 행법

먼저 천장을 향해 누웁니다. 손과 발에서 힘을 빼고, 자연스럽게 늘여뻗고 눈을 감은 채 코로 숨을 쉽니다. 그리고 날숨을 내쉴 때, 눈꺼풀 관자놀이 미간(眉間) 입술 어깨 가슴 척추 허리 손다리에서 차례차례 힘이 빠져나가듯이 의식하며 행합니다. 힘을 뽑으려고 하는 것은 아니고, 힘이 빠져나간다고 느끼는 겁니다. 더우기 얼굴에는 힘이 쓰이기 쉽기 때문에 정성들여 해주십시요.

자기자신의 존재감(在在感)이 희미해지면서 대기(大氣)속에 녹아버리는듯 느끼면 성공이라고 생각해도 좋을 겁니다.

▲ 효과

이 행법이 성공하면 짧은 시간에 근육과 신경의 긴장을 풀어 피로가 가시고, 혈액순환을 좋게하여 활력을 얻을 수가 있지요.

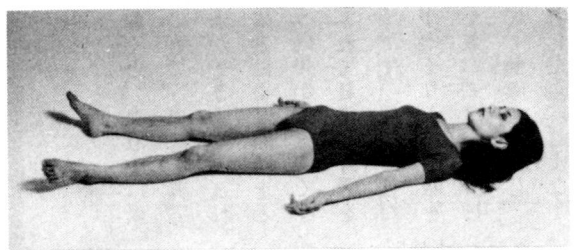

요가의 기본자세

무엇을 배우거나 할 때는 먼저 기본부터……………라고 하는 말은 곧잘 하는 말이지만, 말하는 깜냥에는 그리 흔치 않는 것 같읍니다. 물론 말하기는 쉽지요. 무슨 일이든 기본을 완전히 습득함으로써 사물의 본질을 이해할 수가 있읍니다. 따라서 그 후의 응용은 자유자재라고 말할 수가 있게 됩니다. 요가라고 해서 예외는 아니지요.

요가·아사나(体位法)는 본래 종교적 어느 경지(싸마지)에 이르기 위한 수업의 하나 입니다. 그 때문에 아사나도 뿌라나얌(呼吸法)도 제법 강열한 자극을 주는 것이 있읍니다. 기본을 배우지 않고 자기류의 잘못된 방법을 취하기도 하고, 무리를 하거나 하면 도리어 역효과를 가져오며 몸을 망치는 일조차 있읍니다.

기본을 습득한다. 그것은 결코 어려운 일은 아닙니다. 매일 부지런히 단순한 아사나와 뿌라나얌을 계속함으로써 조금씩 당신의 몸에서 나쁜 가르마(業報)가 떨어져 나갑니다. 단순한 일을 길게 계속한다. 이것도 훌륭한 수업의 하나지요. 매일 자신의 목적을 겨우 1밀리씩 늘려가는 것도 좋은 일이지요.

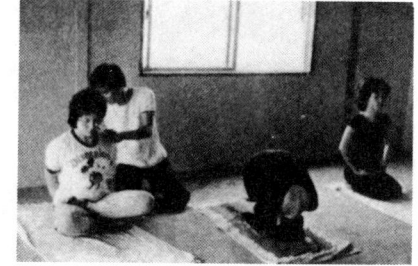

가스 (gas) 빼는 자세
빠바노무 쿠따샤나

범어(梵語)로, 가스를 빠바노라고 하며, 무쿠따란 떼다 놓다 라는 뜻이므로, 일반적으로 말하기를 빠바노무쿠따샤나라는 이 자세를 가스 빼는 자세라고 부르고 있지요.

▲ **행법**

① 반듯이 천장을 쳐다보는 꼴로 누워 천천히 서두르지 말고 숨을 들이쉽니다.

② 숨을 토해내며 오른발 무릎을 구부려 허벅다리로 배를 압박 합니다.

③ 왼발은 그냥 길다랗게 뻗어 둡니다. 보통 하는 그대로 호흡을 하면서 20초쯤 같은 자세와 동작으로 압박을 계속합니다.

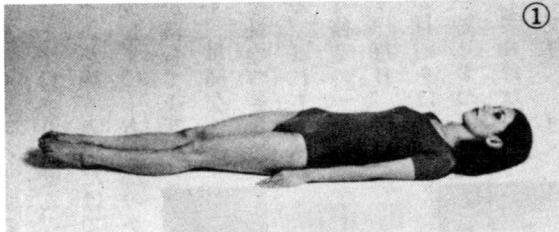

④ 오른발을 배에서 내려 다시 뻗고, 코로 숨을 잠시 쉽니다.

⑤ 다음은 왼발을 구부려 ②와 ③의 요령으로 그 허벅다리로 누르고 20초 쯤 압박을 가한 다음, ④의 요령으로 원상태로 돌아갑니다.

⑥ 이번 양쪽 다리를 나란히 하고, 같이 구부려 20초 쯤 배를 누르다가 내립니다.

▲ 효과

배속에 가스가 곧잘 괴는 사람한테 효과적 입니다. 또 배의 지방도 뺍니다.

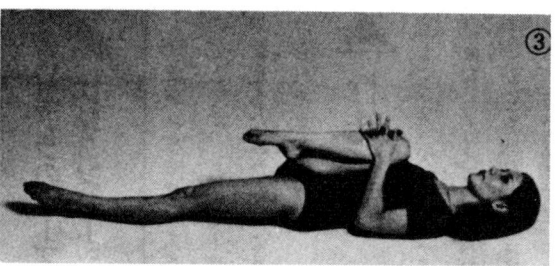

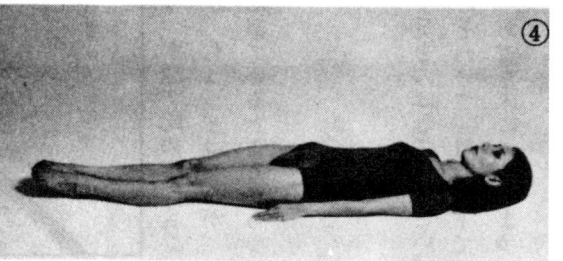

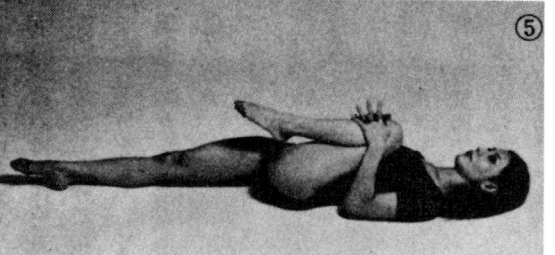

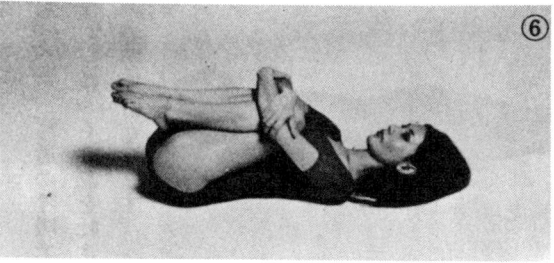

코브라의 자세 뿌존 가샤나

뿌존가는 범어로 독사의 일종으로 코브라를 말합니다. 이 자세가 마치 코브라가 뱀머리를 처들고 있는 형상에 흡사한 데서 불리는 이름이지요.

▲ 행법

① 먼저 엎드리고 손과 발을 뻗어 주십시요.

② 양쪽 팔꿈치를 구부리되 겨드랑이 곁으로 달라붙게 하고, 손바닥을 바닥에 짚습니다. 그리고 밑턱을 바닥에 붙이며 젖힌 이마에서 눈망울은 앞을 봅니다.

③ 천천히 들숨을 들이마시면서 먼저 머리만 조용히 들어 올립니다. 가능한 한 높이 들어 눈은 천장을 향해 주십시요.

④ 계속하여 등의 근육을 긴장시켜 상체를 천천히 일으켜 가십시요.

⑤ 더는 불가능할 정도로 상체를 들었으면 보통 하는 호흡으로 이 자세를 20초 쯤 유지하고 천천히 날숨을 내쉬면서 상체를 내려 다시 ②의 자세로 되돌려 놉니다.

■ 포인트

④의 동작을 할 때 팔은 상체를 가볍게 받치는 정도로 하고, 팔에는 힘을 주지 마십시요.

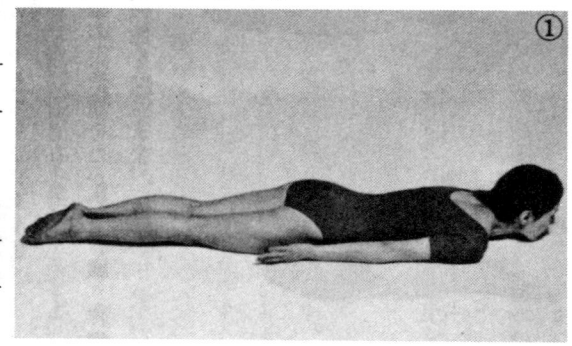

▲ 효과

이 자세로 말미암아 복강내(腹腔內)의 압력을 높이고, 복직근(腹道筋)이 긴장하여 복부와 상체가 강화 됩니다. 복근(腹筋)의 자극에 의해 변비의 해소에도 효과적이고요.

그리고 계속하면 척추는 유연성(柔軟性)을 얻고, 신장(腎臟)의 작용을 활발하게 하여 신장결석(腎臟結石)의 예방도 됩니다.

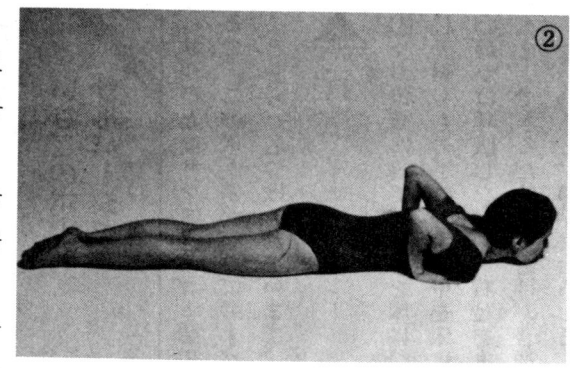

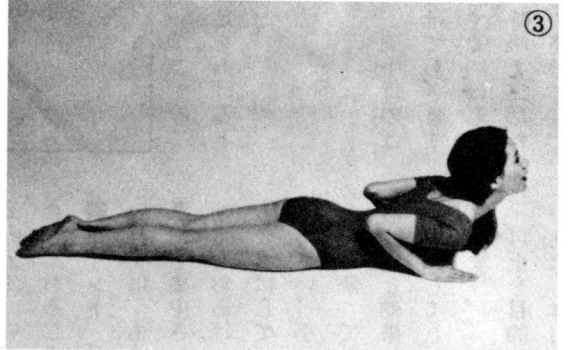

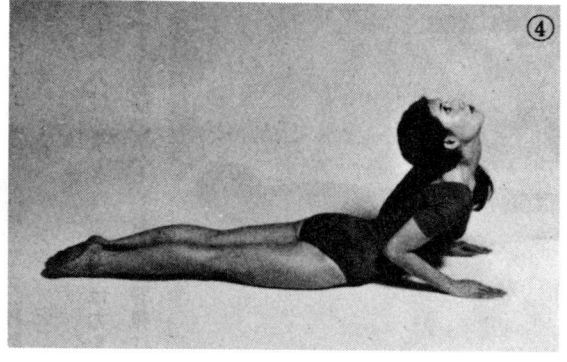

메뚜기의 자세 사루바샤나

사루바란 범어로 메뚜기를 가리키는 것으로 이 자세가 메뚜기처럼 다리를 들어 올린다고 해서 붙여진 이름입니다.

▲**행법**

① 엎드리고 턱은 바닥에 붙이고 양손은 길게 뻗어 양쪽 허벅다리 밑으로 손바닥이 바닥에 붙게 합시다.

② 조용히 호흡을 하면서 오른발을 쭉 곧게 뻗은 채 될수 있는 대로 높이 올리고, 보통하는 호흡으로 20초 쯤 그대로 정지했다가 가만히 내려 ①의 상태로 돌아갑니다.

③ 이어서 이번 다리를 바꾸어 왼발을 ②와 같은 동작으로 들었다가 내리면 됩니다.

④ 이 동작이 끝나면 이번 두다리를 가지런히 맞추고 같이 들어올려 20초 동안 그대로 정지했다가 내리세요.

■**포인트**

다리를 들어올릴 때는 손에는 힘을 넣지 말고, 어디까지나 복근(腹筋)의 힘과 그리고 골반(骨盤)과 척추에다 의식

▼전신에 힘을 뺀 상태로 엎드린다.

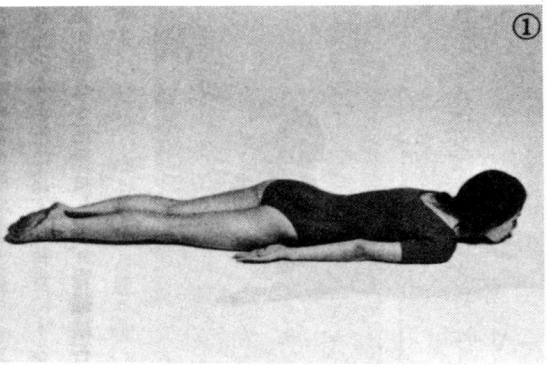

을 집중하며 올리도록 해 주십시요. 손에 힘을 내어 올리면 효과는 반으로 줄어들어 버립니다.

■ 효과

적당하게 자극을 주어 장(腹)의 기능을 활발하게 하고, 변비증을 낫게 합니다. 또한 소화선(消化腺)에 영향을 끼쳐 장점막(腸粘膜)에 혈액의 공급을 촉진시키지요. 그래서 노화도 방지합니다.

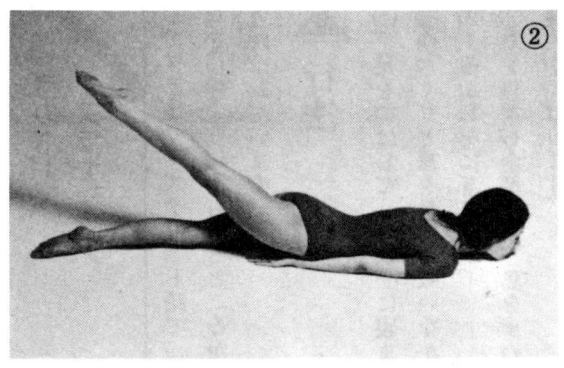

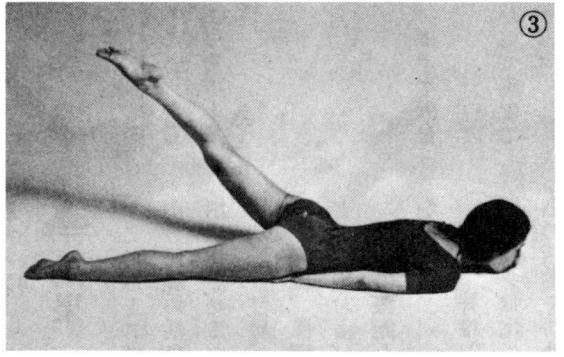

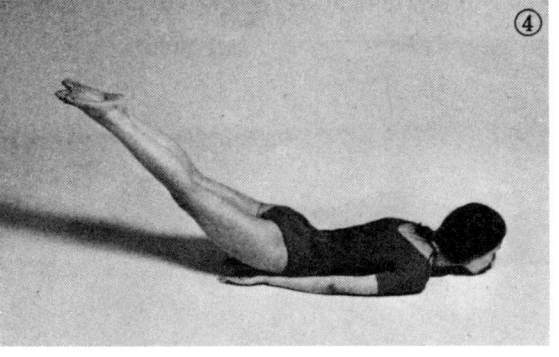

활(弓)의 자세 다누라샤나

다누라는 인도의 고대어인 범어로 활(弓). 몸을 활마냥 젖히는 형상을 함으로 활의 자세라고 말합니다.

▲ 행법
① 손과 발을 함께 뻗고 엎드립니다.
② 서두르지 말고 차분히 숨을 코로 들이 쉬면서 양손은 각기 그 복사뼈를 쥡니다.
③ 숨을 입으로 옴실옴실 토해내고 호흡을 그친 다음에 양손으로 발을 잡아 당깁니다.
④ 힘주어 할수있을 최대한도로 발을 끌어 당기고, 몸을 활처럼 젖혀 보통하는 호흡을 하면서 20초 쯤 정지(靜止) 합니다.

■ 포인트 몸을 충분히 마음껏 젖혀야 합니다.

▲효과
이 자세는 내분비선(內分泌腺)의 활동을 활발하게 해주기 때문에 갑상선(甲狀腺) 신장(覽臟) 폐장 췌장 등의 장기(臟器) 및 홀몬기능을 높혀줍니다.

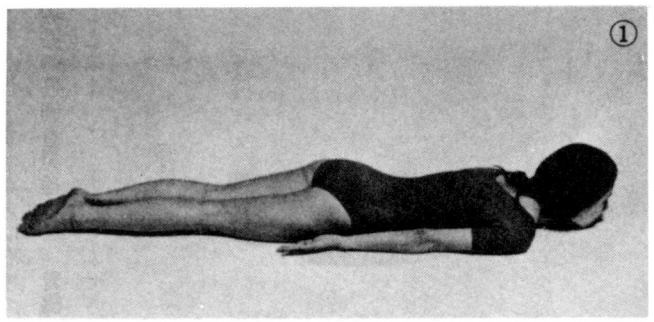

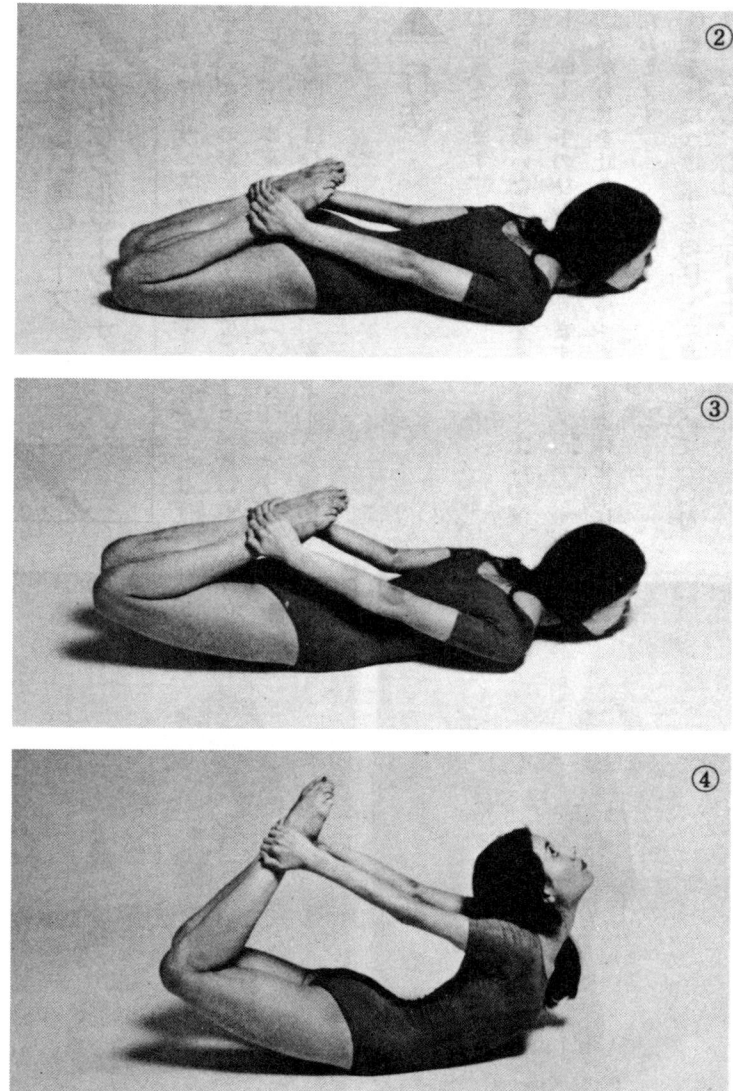

부드러운 거북의 자세
알다쿠루마샤나

쿠루마는 범어로 거북을 가리킵니다. 이 자세가 거북의 모양과 같음으로 이렇게 불리고 있지요. 본래의 거북의 자세(쿠루

▲ 행법

① 정좌를 합니다.

② 코로 숨을 들이쉬며 양손을 꼿꼿이 머리 위로 뻗고 두상에서 손바닥을 합치세요.

③ 코에서 숨을 내쉬어 토하며 상체를 앞으로 자빠뜨립니다.

④ 이마를 바닥에 붙이고 손을 뻗쳐 숨길을 멈추며 10초를 정지(静止)했다가 ②, ①의 원상태로 돌아갑니다.

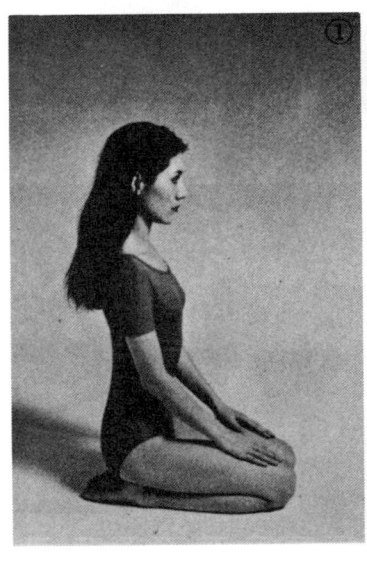
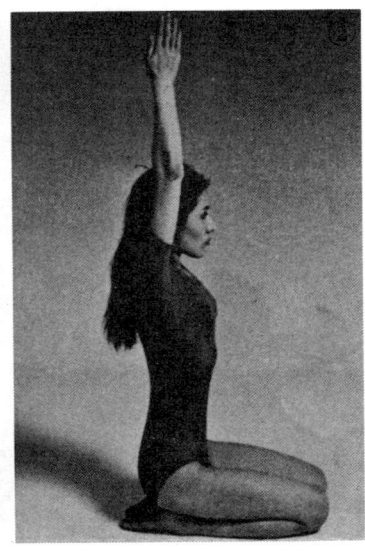

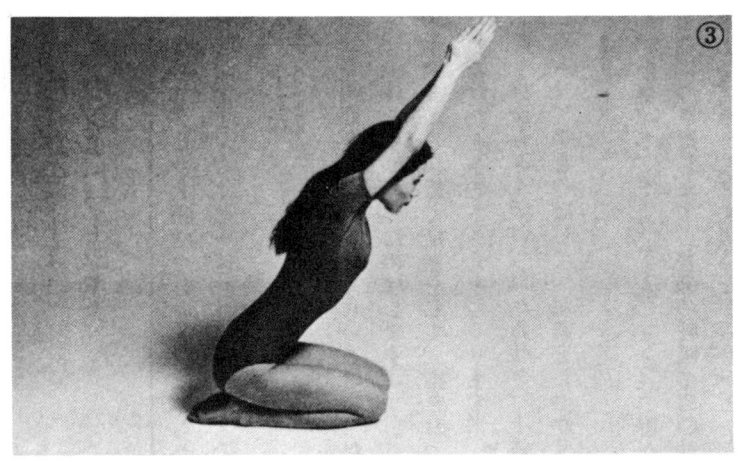

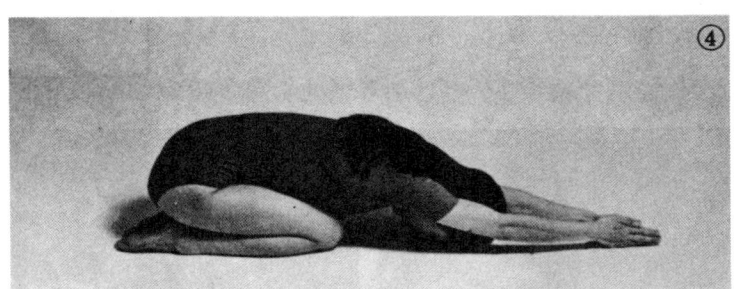

■**포인트** 몸을 앞으로 구부렸을 때 허리가 뜨지 않도록 명심합시다.

▲**효과**

이 자세는 비뇨기계(泌尿居系)의 트러블을 해소하며 소화력을 증진시킵니다. 또한 군살을 빼는 데도 효과적이지요.

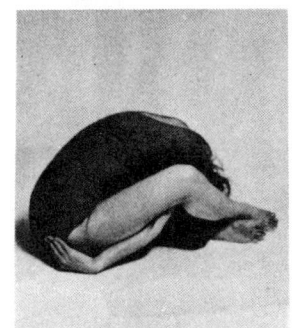

▲쿠루마샤나(182페이지 참조)

낙타(駱駝)의 자세 우슈트라샤나

▲ 행법

① 무릎 사이를 20센티 쯤 간격을 두고, 무릎을 꺾어 그 무릎이 바닥에 닿도록 앉읍니다. 그리고 상체를 꼿꼿하게 세우세요.

② 그런 상태로 발끝을 세우고, 발가락을 앞으로 꺾으며 몸을 구부렸을 때의 받침을 만드세요.

③ 심호흡으로 숨을 코로 빨아 들이고, 입으로 토하고, 상체를 뒤로 젖혀 뻗은 팔로 발목을 단단히 잡읍시다.

④ 머리를 숙이고, 몸을 충분히 젖히고 복부를 조용히 앞으로 내밉니다. 보통 호흡 그대로 20초 쯤 정지(靜止)하여, 코에서 숨을 들이마시며 발뒤꿈치에서 손을 뗍니다. 상체를 일으키고 ①의 상태로 되돌아오며 입에서 숨을 내쉬면서 정좌합니다.

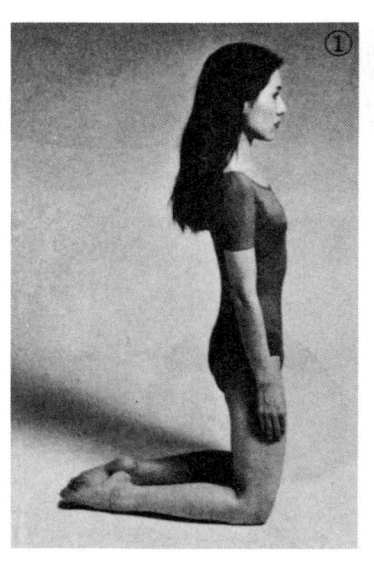
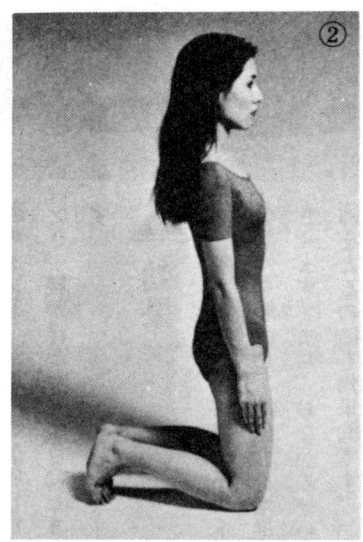

■ 포인트 몸을 뒤로 젖혔을 때 눈은 될 수 있으면 아래를 보도록 하십시요.

▲ 효과

갑상선(甲狀腺)을 자극하여 홀몬 분비를 재촉하며 그 기능을 활발하게 합니다. 또한 복부나 척추 주위의 근육을 강화함과 동시에 몸이 유연해 집니다.

활(弓)의 자세와 합쳐 이를 훈련하면 신장(身長) 발육에도 도움이 됩니다.

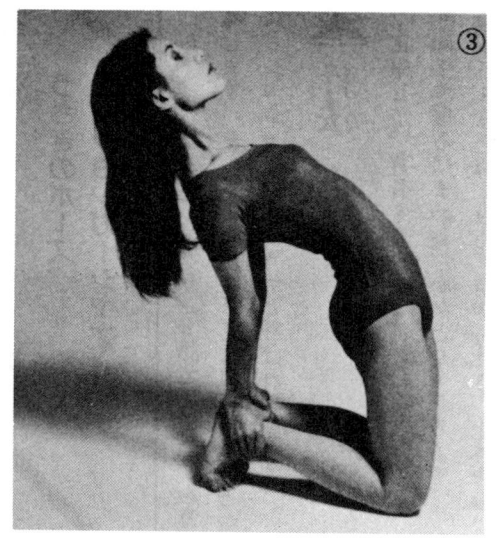

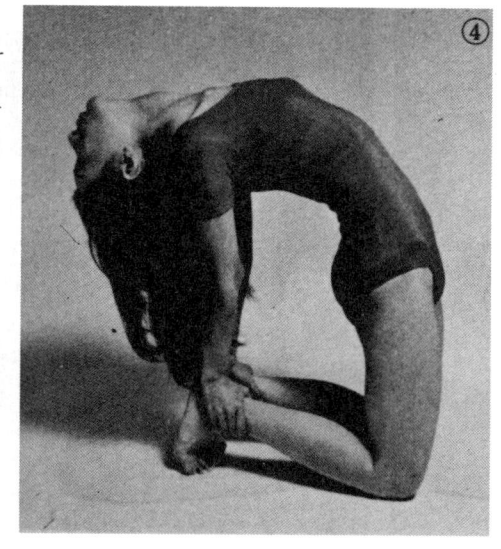

토끼의 자세 쇼숑가샤나

쇼숑가는 범어로 토끼를 의미하지요. 그 자세가 토끼의 모양과 같으므로 해서 쇼숑가샤나라고 불리고 있읍니다.

▲ 행법

① 정좌를 하고 등뼈를 쭉 곧게 세웁시다.
② 양손을 뒤로 돌려 발꿈치를 움켜쥡니다.
③ 코에서 숨을 깊게 들이마시며 입에서 토해내고, 허리를 구부려 상체를 앞으로 반듯하게 숙입니다.
④ 그리고 이마는 무릎에, 정수리는 바닥에 닿게하고 허리를 드십시요. 이 자세를 그대로하고, 보통하는 호흡으로 20초 정도 정지(靜止) 합니다.

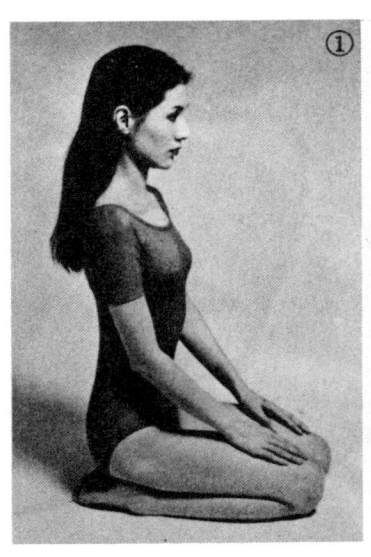
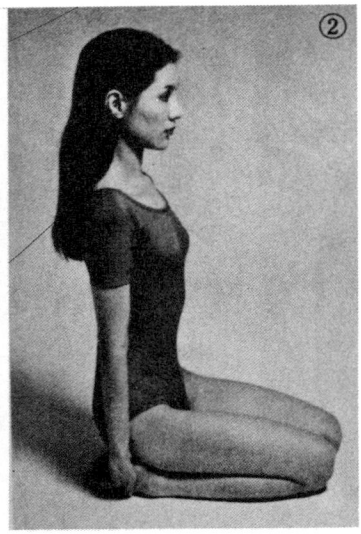

■ 포인트

이마는 허리를 들었을 때도 무릎에서 떨어지지 않도록 하는 일이지요. 그리고 양쪽 발꿈치는 빈틈 없이 꼭 붙이고, 허리는 허벅다리와 바닥이 직각(直角)이 되게 들어야 합니다.

▲ 효과

척추를 유연하게 할 뿐 아니라 소화기능을 좋게 하며 간장과 비장의 활동을 도와줍니다.

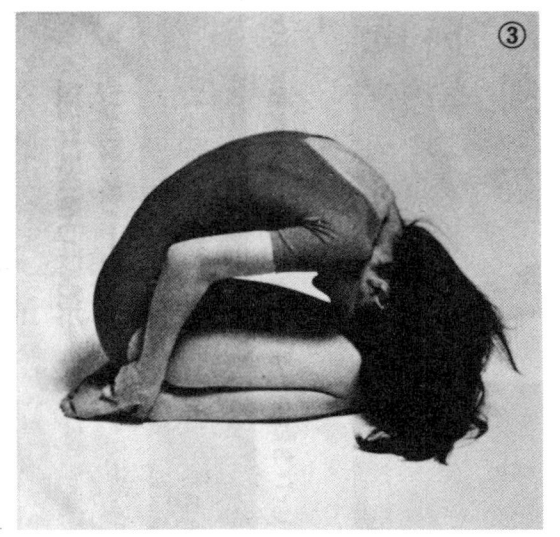

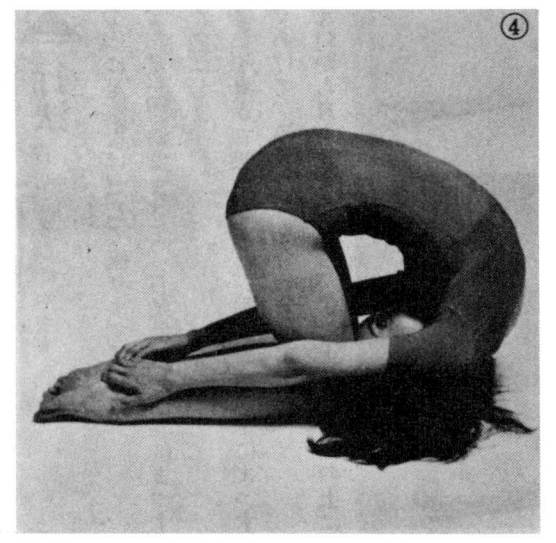

머리를 무릎에 붙이는 자세 자누시라샤나

자누시라는 범어로 머리를 무릎에 붙이는 몸의 상태를 가리킵니다.

▲ 행법

① 바닥에 다리를 길게 내어 던지고 앉으세요.

② 왼발을 안쪽으로 구부리고, 오른발은 비스듬히 뻗읍니다.

③ 숨을 코에서 빨아들이면서 양손을 머리 위로 곧추 세우고 손바닥을 합칩니다.

④ 입에서 날숨을 토해내며 팔과 상체를 오른다리 위로 쓰러뜨리고 양손으로 오른발가락이나 발바닥을 움켜지고 머리가 무릎에 붙도록 합니다. 대체로 하는 호흡으로 그대로 약20초 동

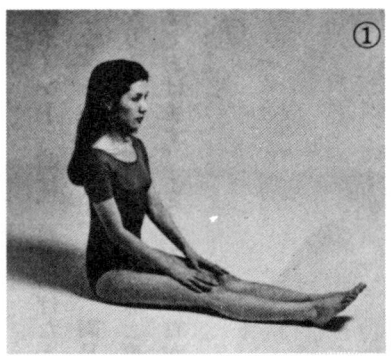
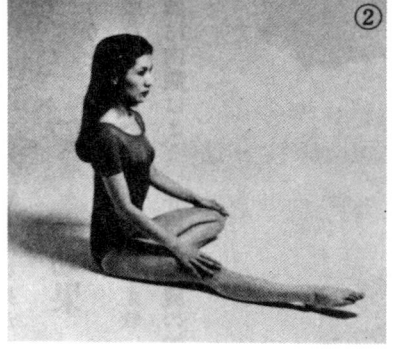
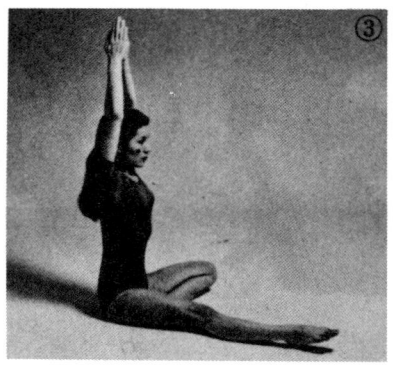

안 정지(靜止) 합니다.
  코에서 숨을 들이쉬며 상체를 팔과 함께 일으켜 ③의 모양으로 돌아오며, 이번 숨을 입으로 토해내며 ①의 상태로 돌아옵니다.
  ⑤ 다음은 오른발을 구부리고 왼발을 비스듬히 뻗고 ④와 같은 방법을 반복 합시다.
  이 자세는 무엇을 목적으로 하는가, 거기에 필요한 조건에 맞추어 반복하여 주십시요.

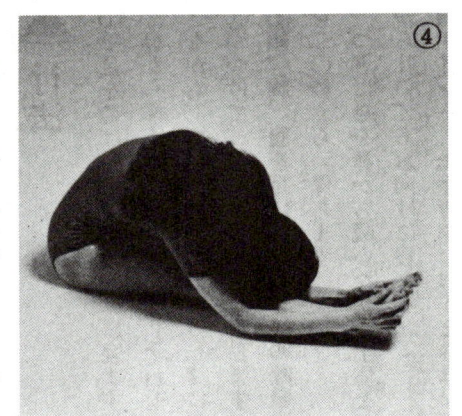

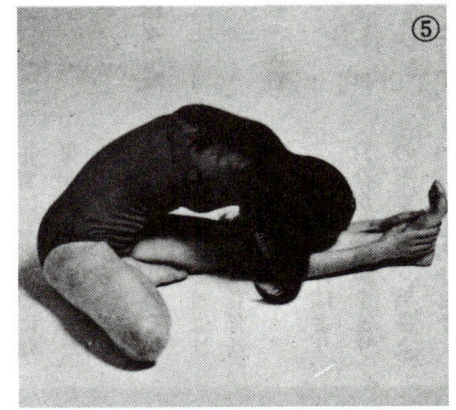

■ 포인트
  상체를 구부렸을 때 뻗은 다리는 그 무릎을 구부리지 않아야 합니다.
▲ 효과
  장(腸)의 활동을 높여 소화력을 강화하고, 변비의 해소와 더우기 당뇨병 예방에도 효과가 있읍니다.

앞으로 구부리는 자세
파스치못타샤나

▲ 행법

① 손과 발을 길게 뻗고 위를 향해 몸을 뉘입니다.

② 코에서 깊이 들숨을 들이마시고, 그리고 입에서 천천히 날숨을 토하며 상반신을 팔과 함께 일으키세요.

③ 계속해서 상반신을 이번 앞으로 휘어 구부리십시요.

④ 이마와 가슴, 배가 다리에 닿도록 하고, 대체로 보통 하는 호흡으로 그 상태를 20초 쯤 계속합니다.

다음으로 숨을 코로 들이마시며 상체를 일으키고, 입에서 숨을 토해내며 위를 향해 몸을 뉘입니다.

■ 포인트

상반신을 휘어 구부릴 때는 무릎은 오므리지 말고 될수 있으면 충분하게 몸을 휘어 구부리는 훈련을 익혀 주십시요.

▲ 효과

이 자세는 비대해진 간장과 췌장을 정상적인 상태로 되돌리는데 효과가 있읍니다.

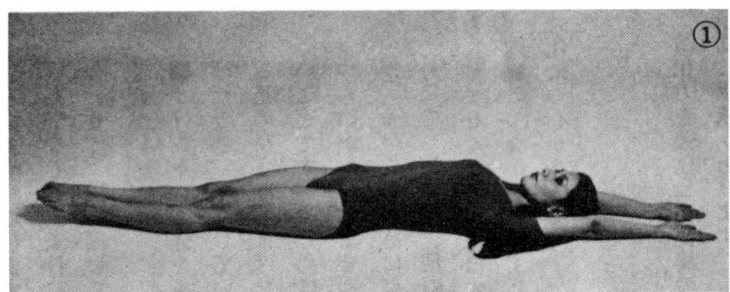

103

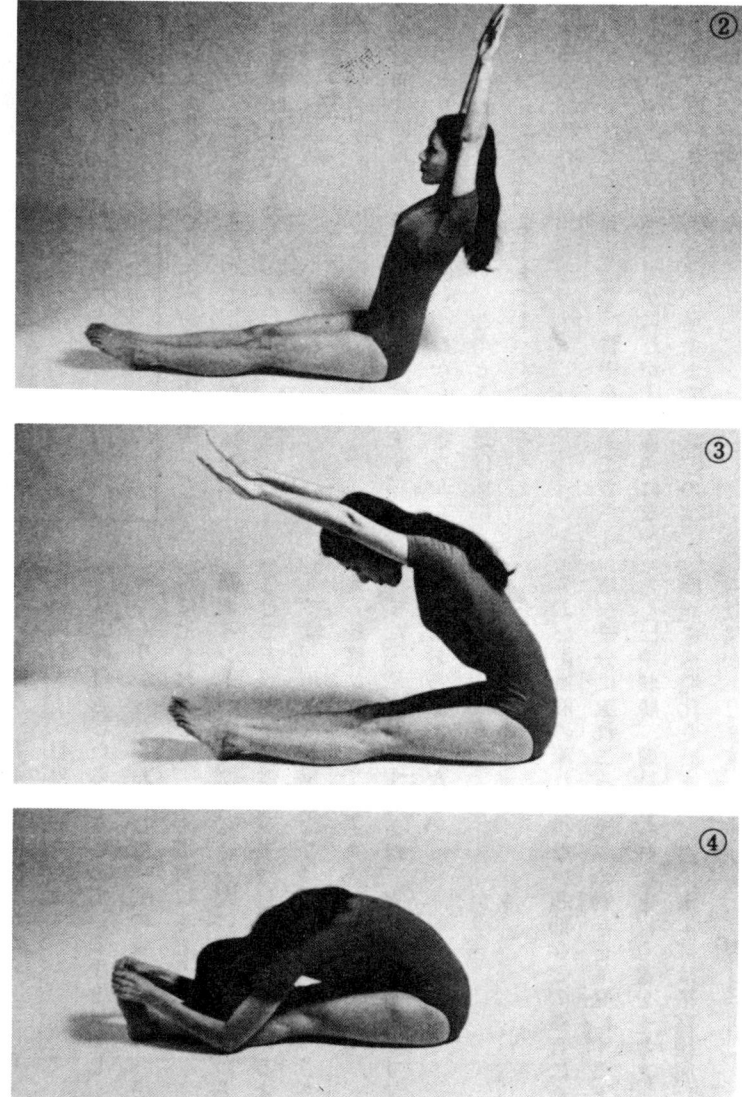

어깨로 서는 자세 사르방가샤나

▲ 행법

① 천장을 향해 몸을 뉘이고, 팔과 다리를 자연스럽게 뻗어 늘이십시요.

② 느긋하고 차분하게 코로 들숨을 들이쉬고, 입에서 날숨을 토하면서 다리를 가지런히 하여 위로 올립니다. 이때 발은 바닥과 수직(垂直)이 되도록 발끝까지 쭉 곧게 가지런한 채 세워주십시요.

③ 다음은 몸을 들어올려, 바닥과 수직(垂直)이 되는 등을 양손으로 받침니다. 가슴과 턱이 붙고 몸이 바닥과 직각(直角)이 될때까지 충분히 들어 발끝까지 팽팽하게 합시다.

20초가 지나면 받치고 있는 손을 떼고 천천히 몸을 내리고 ②의 모양이 되었다가 다시 다리를 내리고 ①로 돌아갑니다.

■ 포인트

몸을 최대한도로 들어올리는 일입니다. 양손에 체중이 묵직하게 얹혀 있는 것은 몸이 수직(垂直)이 되게 뻗어 올리지 못한 탓입니다. 그저 받치는 정도로 하고 들어 올리십시요.

▲ 효과

평소에 혈액의 흐름이 적은 두부(頭部) 같은 기관(器官)에 피가 충분히 흘러들어 두뇌의 활동을 활발하게 함과 동시에 갑상선(甲狀腺)과 편도선(扁桃腺)과 폐 같은 데도 양분을 보내주므로써 그 기능을 생기가 넘치게 활동하도록 합시다. 이 자세는 자궁후굴(子宮後屈)에도 효과가 있지요.

105

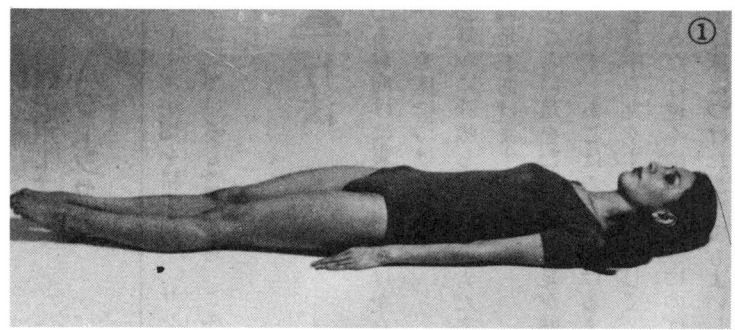

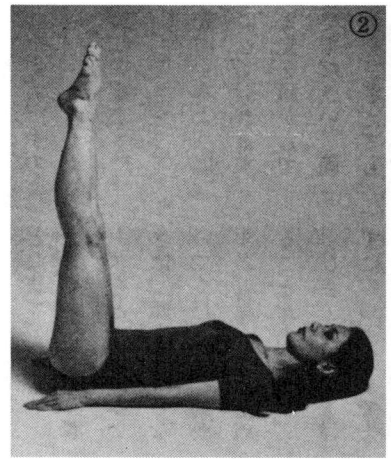

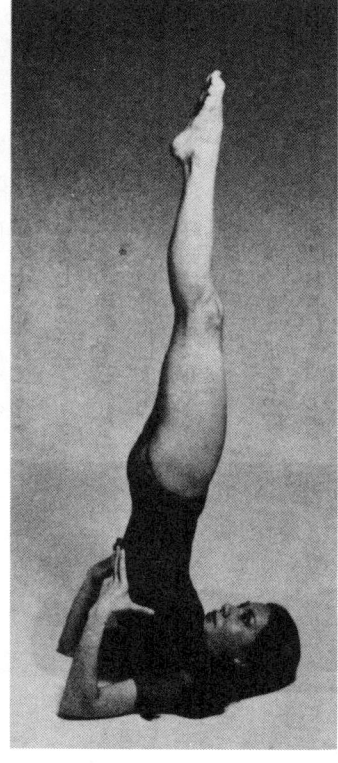

쟁기의 자세 하라샤나

이 자세가 논밭 갈이를 하는 쟁기 곧 범어로 하라에 비슷한 데도 이런 이름이 붙게 됐지요.

▲ 행법

① 천장을 쳐다보는 꼴로 누웁니다. 손은 옆구리를 따라 뻗어 그 손가락을 바닥에 붙입니다.

② 조용히 호흡을 하면서 동체(胴体)와 직각이 되게 두 다리를 올립니다.

③ 그리고 뻗은 다리를 머리 위로 오게 휘십시요. 턱은 목에 닿도록 합니다.

④ 등을 동그랗게 만들어 발끝이 될수 있으면 정수리에서 먼 거리가 되도록 늘여 뻗으십시요. 양손은 바닥에 붙은 그대로도 좋고, 등을 받치거나 머리 위에서 짝지어 있어도 좋습니다.

이런 자세로 20초 정도 정지(靜止) 하세요.

■ 포인트

이 자세를 취할 때에는 머리를 움직이면 안됩니다. 움직이다 가는 목의 근육에 상처를 받을 수가 있지요.

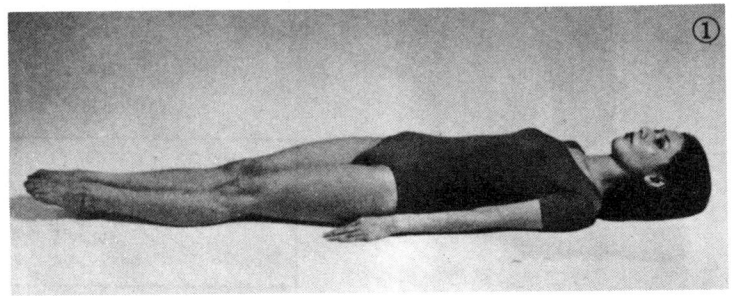

처음에는 별로 구부러지지 않아도 훈련을 거듭함에 따라 천천히 상체는 크게 원을 그리고 구부러지게 됩니다.

▲ 효과

등뼈를 유연하게 해줌과 동시에 또한 이를 강화하여 신경통이나 류마치스 요통 등에 효과를 봅니다. 그리고 위장을 자극하기 때문에 변비나 소화불량에도 좋습니다.

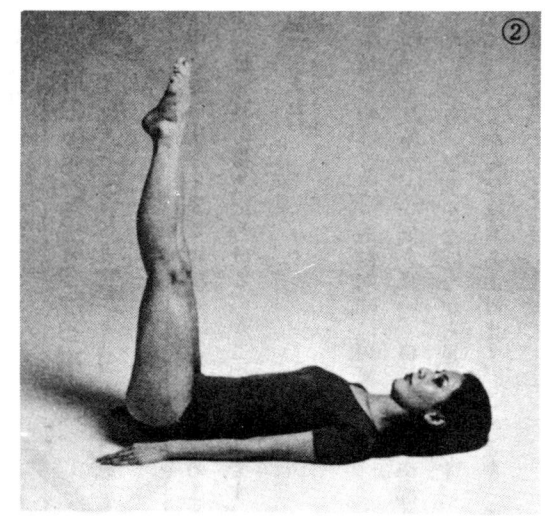
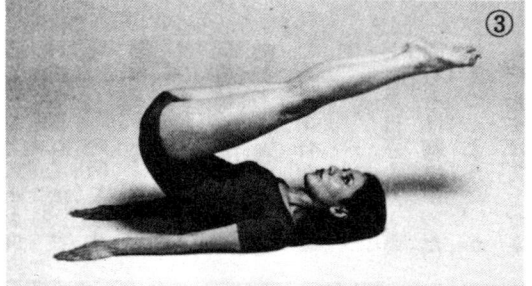
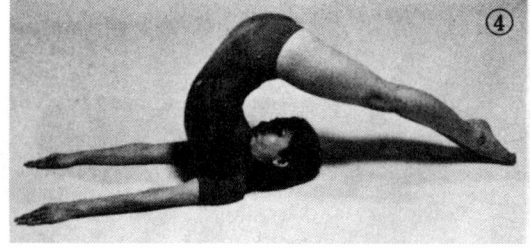

귀 뒤로 발을 붙이는 자세
코루노삐따샤나

▲ 행법

① 손과 발을 쭉 뻗고 위를 향해 누으세요.

② 천천히 코에서 공기를 들이마시고, 입에서 숨을 전부 토해내면서 무릎을 구부리며 다리를 올립니다.

③ 계속해서 몸을 들어 올립니다. 이때 손으로 허리를 받쳐도 좋아요.

④ 몸을 천천히 구부리고, 또한 무릎도 구부리어 귀에 착 붙이고 그 사이로 머리를 낍니다. 손과 팔은 쭉 곧게 뻗어 손바닥이 바닥에 닿게 합니다. 이 모양을 하고 보통 하는 호흡으로 20초 정도 정지(靜止) 합니다.

■ 포인트

이 자세도 쟁기 모양의 자세와 마찬가지로 도중에 목을 움직이다가는 목의 근육을 상하는 수가 있읍니다.

무릎으로 귀를 낄 때 두 허벅다리는 가슴에 딱 붙도록 몸을 충분히 구부려 주십시오.

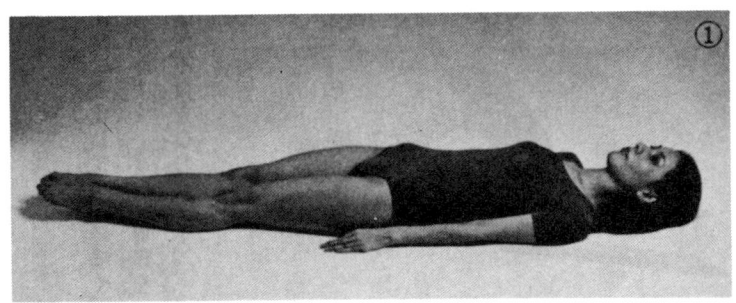

▲ 효과

몸의 안쪽(內側)을 압박하고 바깥쪽(外側)을 늘여펴는 이 자세는 척추 전체를 강하게 해주며 또한 복강내(腹腔內)의 장기(臟居)도 튼튼하게 합니다.

그리고 척추를 바른 위치로 되돌려 그 척추에 따르는 중요한 신경중추에다 신선한 혈액을 흘려보내기 때문에 장시간을 앉은 일을 하는 사람에게 싶습니다.

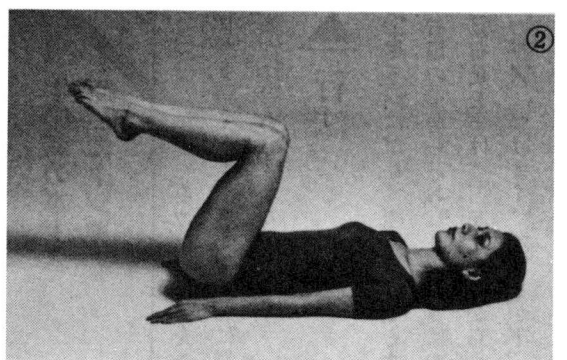

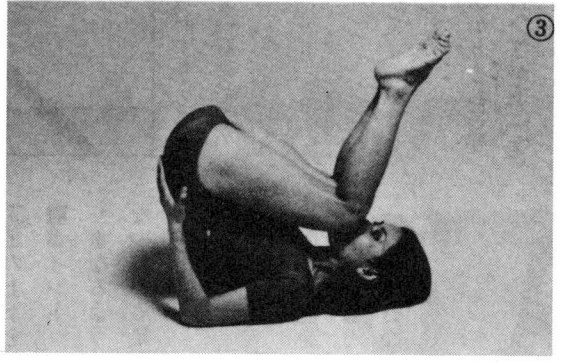

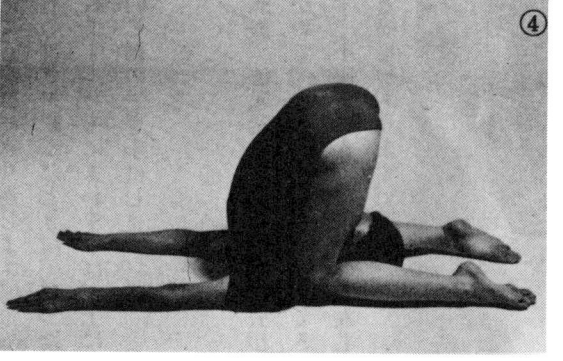

소(牛)의 얼굴 자세 고무카샤나

▲ 행법

① 다리를 앞으로 내밀고 앉아, 왼발을 뒤로 오므리어 오른발에 깔리게하여, 발꿈치가 오른쪽 볼기 곁으로 붙게 하세요.

② 이번 오른발을 오므려 왼발 위로 얹으며 그 발꿈치를 왼쪽 볼기에 붙이세요. 왼쪽 무릎이 아래가 되고, 오른쪽 무릎이 위로 되게 몸의 중심에서 쭉 곧게 포갭니다.

③ 오른손을 위로하고, 왼손을 아래로 하여 등뒤로 돌립니다.

④ 양손을 등 뒤에서 쥡시다. 등뼈를 쭉 곧게 세우고 조용히 보통 하는 호흡을 하면서 20초 쯤 정지했다가 가만히 내립니다.

⑤ 이번 양쪽 발의 위 아래 위치를 아까와 다르게 바꾸어 ④의 동작을 합시다.

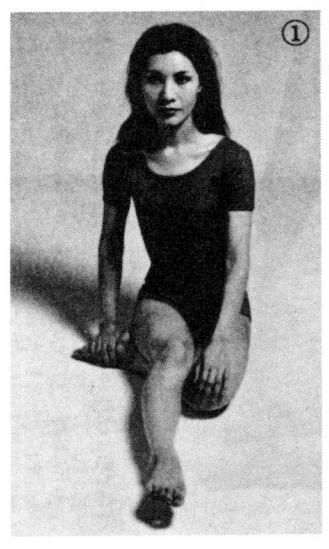

■ 포인트

좌우(左右)의 무릎을 짤 때 꽉 겹쳐지도록 하십시요. 등으로 돌리는 손은 위로 포개진 발과 같은 쪽의 손의 위가 돼야 합니다

▲ 효과

류마치스 관절염, 그리고 비뇨기에 좀 이상이 있을 때 그것을 제거해 주며 성선(性腺)의 기능을 높여 성욕을 조절할 수가 있지요.

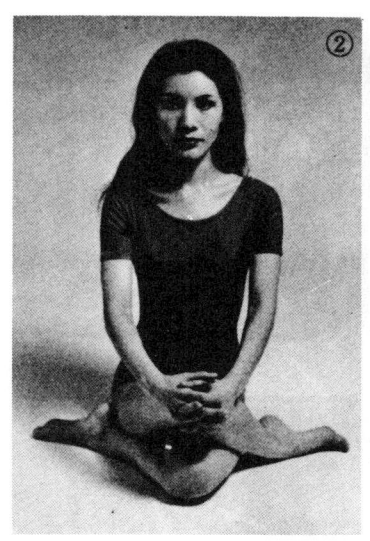
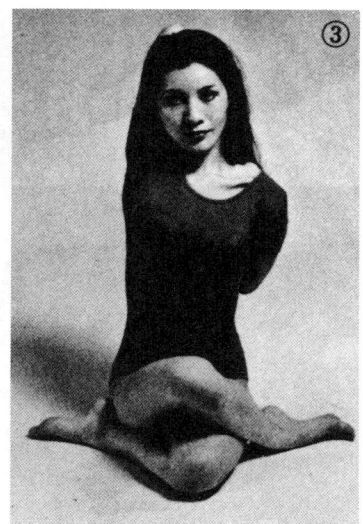
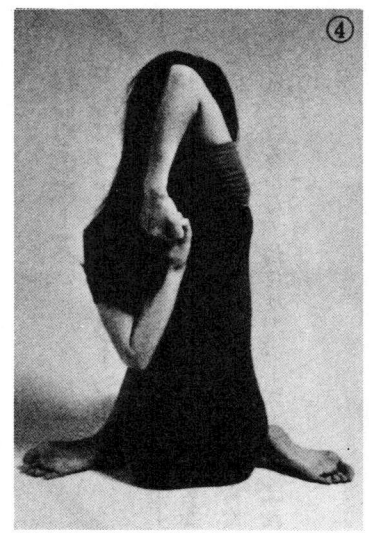
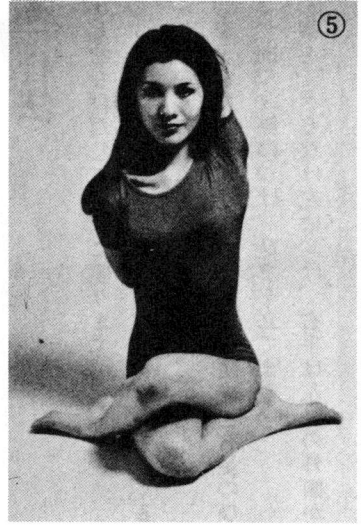

몸을 비트는 자세 아루다맛 쎈드라샤나

이 자세는 맛쎈드라 라는 유명한 그루(스승)가 창안(創案)한 것이지만 몸을 비틀게 되는 것으로, 비트는 자세라고도 불리고 있읍니다.

▲ 행법

① 다리를 앞으로 내던지 듯이 뻗고 앉읍니다.

② 차분하고 느슨하게 숨을 쉬면서 오른발을 구부려 그 복사뼈를 왼쪽 볼기 밑으로 넣세요.

③ 왼발을 구부려 오른발 위를 타고 그 발끝을 오른다리 무릎 바깥쪽에 붙이며 왼쪽 무릎을 세웁니다.

④ 가슴을 할수있는 데까지 왼쪽으로 돌려 향하게 하고, 오른손은 왼쪽 다리

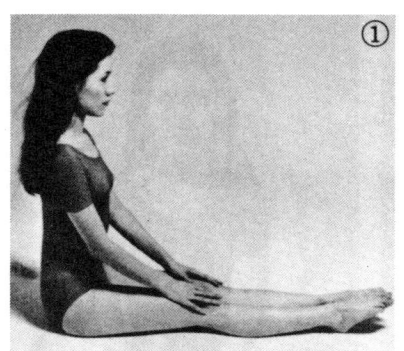
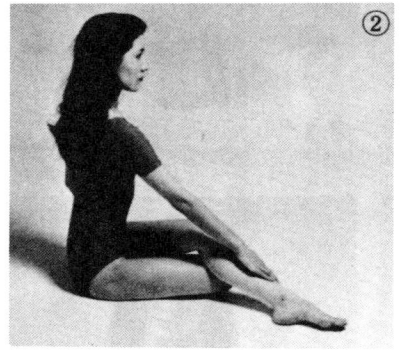
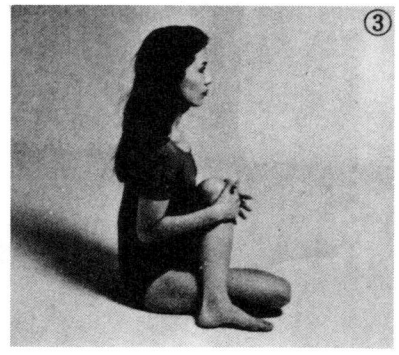

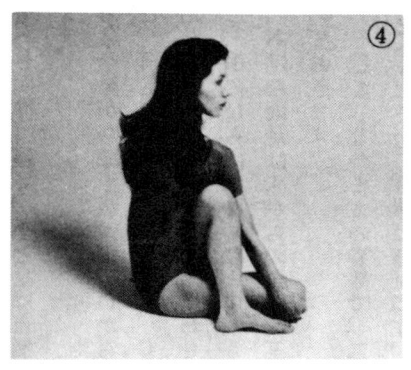

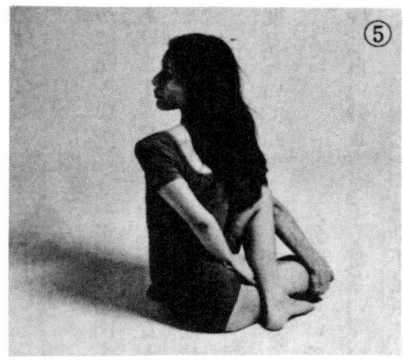

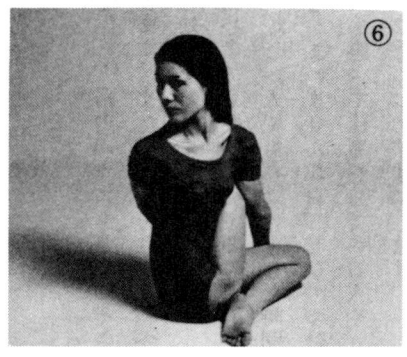

바깥쪽에서 오른쪽 무릎을 쥡니다.

⑤ 왼손은 등 뒤로 돌리며 몸을 할 수 있는 데까지 왼쪽으로 비틀고, 얼굴은 왼쪽 뒤로 돌립니다.

⑥ 심호흡을 하면서 몸을 풀어 ①로 돌아가고, 이번 다시 같은 요령으로 몸을 오른쪽 뒤로 돌려 비트세요.

■ 포인트

몸을 비틀 참에는 등뼈를 될수 있으면 쭉 곧게 펴고 이를 축(軸)으로 하여 좌우를 비틀어야 합니다.

▲효과

척추의 관절을 하나 하나 비틀기 때문에 노폐물을 제거하고 신선한 혈액이 돌게 합니다. 전신의 신경제(神経糸)와 내장을 튼튼히 하고, 요통과 류마치스에도 효험이 있으며 복부와 허리에 낀 군살을 빼는 데도 효과적입니다.

발을 드는 자세 웃다나바다샤나

웃다나는 들다. 바다는 발이라는 말로 물론 범어(梵語)지요.

▲ 행법

① 위를 향해 눕고, 손과 발은 자연스럽게 뻗어 둡니다.

② 숨을 코에서 깊이 빨아들이며 입에서 조용히 토해내고 양쪽 다리를 가지런히 합한 채 들어 올립니다. 발끝을 쭉 펴고 손은 몸 옆구리를 따라 아래로 바르게 뻗고 손바닥을 바닥에 붙입니다.

들어올린 두 다리는 바닥에서 30도 쯤 되는 각도(角度)에서 멈춰 둡니다.

그런 몸짓을 그대로 한 채 20초 정도 정지(靜止)해 주십시요. 호흡은 보통하는 그대로 입니다.

20초가 경과하면 이번 느긋한 호흡을 하면서 발을 내리고 재차 ①의 형태로 돌아갑니다.

■ 포인트

다리를 지나치게 높이 올리면 효과가 적어집니다. 또한 몸을 뒤로 젖히는 일이 없도록, 등이 언제나 바닥에 들어 붙어 있도록 주의를 해주십시요. 정지(靜止)하는 시간을, 훈련을 통해 조금씩 늘여주면 좋겠읍니다.

▲ 효과

복부의 근육을 강화하고 장내의 가스를 제거하며 소화불량을 치료해줍니다. 그리고 몸의 하지(下肢)를 튼튼하게 하며 탈장(헤르니아)의 예방에도 효과가 있지요.

115

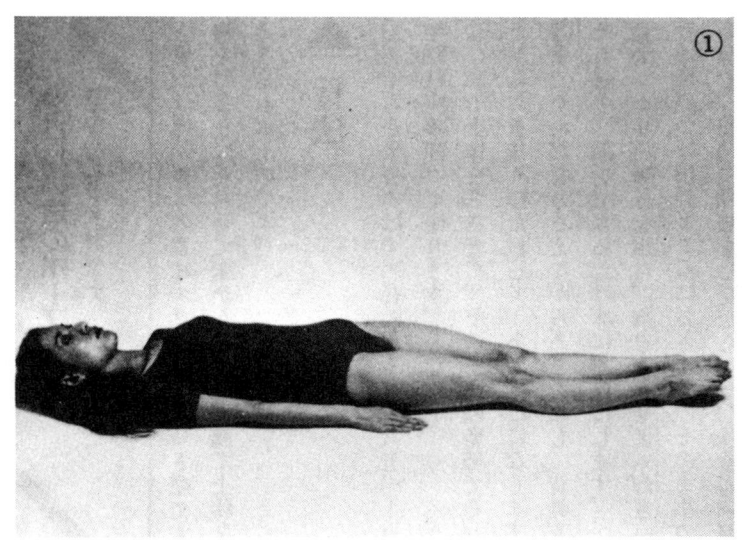

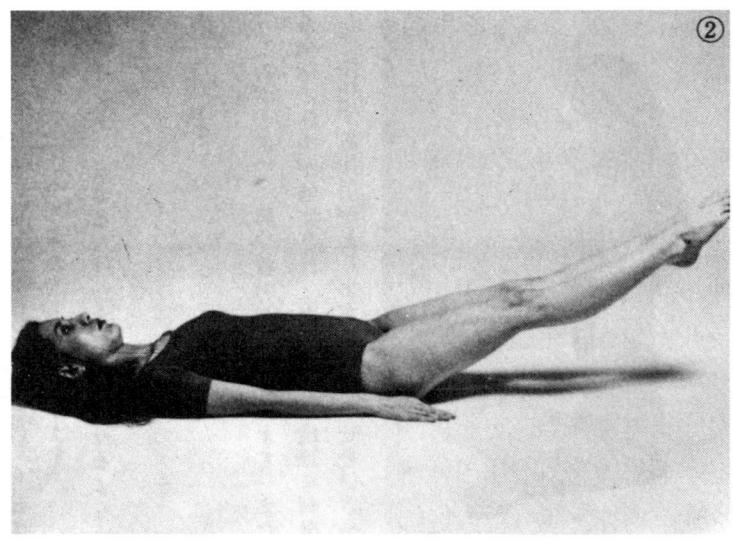

부드러운 물고기의 자세 맛싸샤나

▲ 행법

① 책상이라든지, 아니면 반쯤 연꽃 모양의 자세(82페이지의 반가부좌 참조)로 앉으세요.

② 팔꿈치로 상체를 받치고, 그대로 자세를 가지면서 가만히 몸을 뒤로 자빠뜨리고 천장을 향한 동작을 만듭니다.

③ 팔로 몸을 받치며 턱을 내밀고 등을 뒤로 젖히며 얼굴은 가능한 한 바닥에 수직이(垂直)이 돼야 합니다.

④ 여유있게 느긋이 호흡을 하면서 가슴은 젖혀 주십시요. 손은 다리가 붙은 허벅지 부근에 두십시요. 그 자세로 호흡은 보통이며 10초 쯤 조용히 멈춰 있으세요. 머리를 길게하여 등을 바닥에 대고 한 발씩 바르게 펴면서 느긋이 휴식하는 자세가 됩시다.

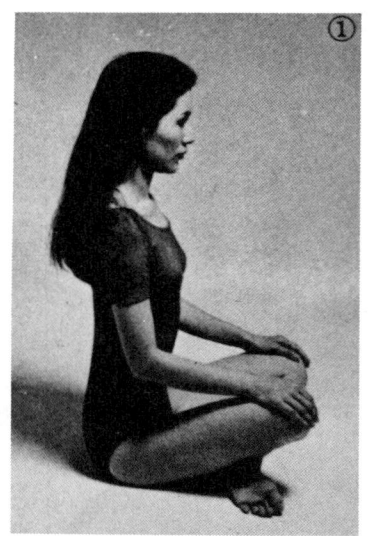

▲ 효과

이 자세로 견비통(肩臂痛)이나 목의 결림이 가십니다. 그리고 목 전체의 근육을 튼튼하게 하며 갑상선과 편도선을 자극하여 정화(浄化)하는 작용을 함으로 감기가 들기쉽고 편도선이 붓고 기관(気管)이 약하거나 하는 호흡기관이 약한 체질에는 효과가 있지요.

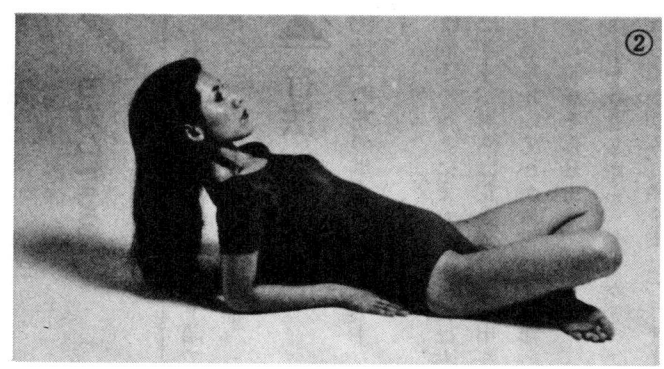

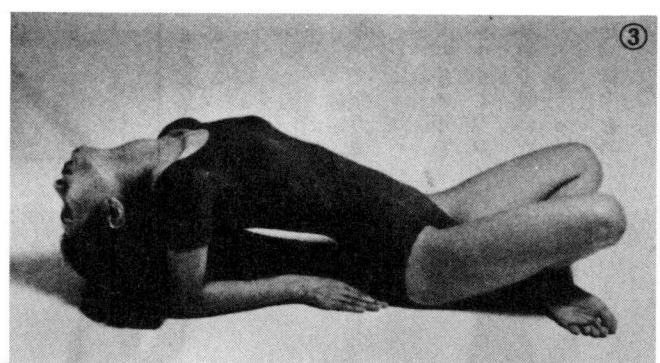

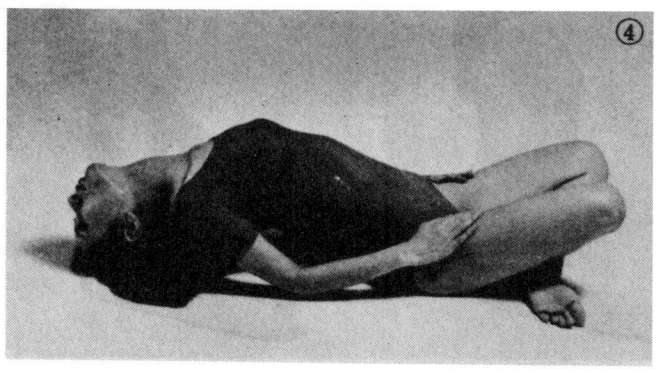

요감드라 (3)

무드라는 범어로, 제스처(gesture), 또는 상징(symbol)을 의미 합니다.

▲ 행법

① 연꽃 자세로 앉으세요.

② 두 손을 뒤로 돌리되 여자는 오른손으로 왼손등을 쥐고, 남자는 왼손으로 오른손등을 쥐세요. 조금 날숨을 내어 쉬며 웅크리고, 다음 차분하게 들숨을 들이쉬며 가슴을 젖히세요.

③ 숨을 토해내며 배를 움푹 움츠리고, 등을 길게 빼며 앞으로 웅크려 머리가 바닥에 닿도록 하세요.

④ 그리고 손을 위로 바닥과 수직(垂直)이 되게 올립시다. 그대

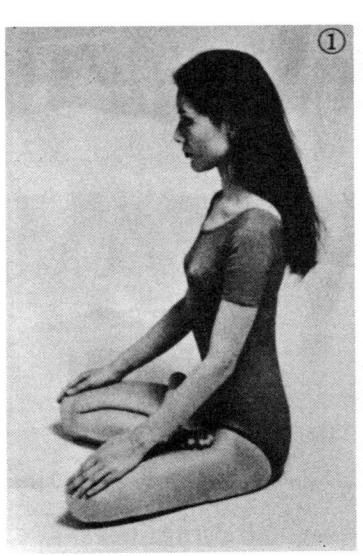
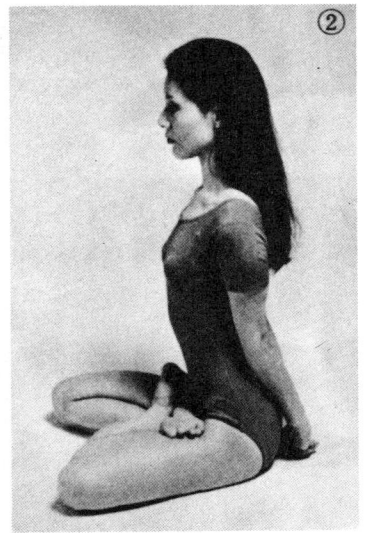

로 하고 호흡을 멈추고 마음속으로 열을 셉니다.
 숨을 들이마시며 상체를 일으켜 ①의 상태로 돌아갑니다.
■ 포인트
 몸을 앞으로 자빠뜨릴 때 엉덩이가 쳐들지 않도록 조심하세요. 그리고 팔꿈치는 휘어지지 않게 팔을 쭉 바로 뻗으세요.

▲ 효과
 복근(腹筋)과 허리 둘레의 근육을 튼튼하게 해주며, 정상적인 위치에서 틀어져 있는 복강내(腹腔內)의 기관을 바른 위치로 잡아주는 작용도 하지요.
 또한 이 자세를 계속함으로써 혈액이 맑아지고 폐의 병을 치료하며 간장이나 췌장의 비대(肥大), 그리고 소화불량과 변비 등에 놀라울 만큼 효과를 가져옵니다.

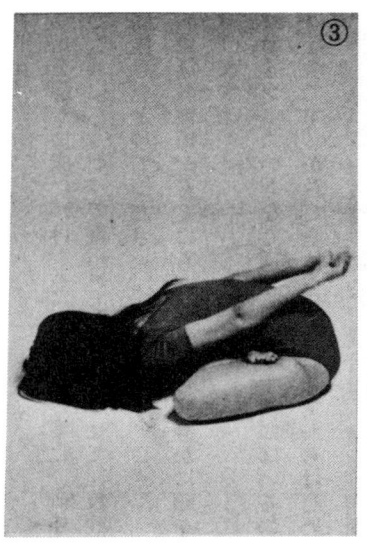 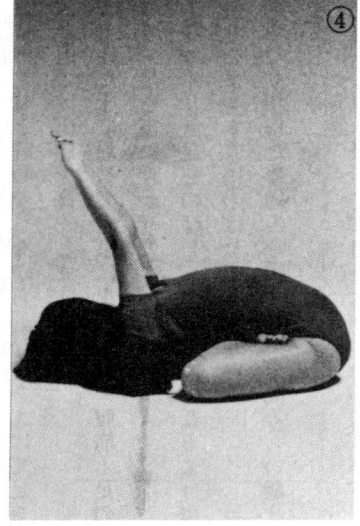

물구나무서기의 자세 시루샤샤나

▲ 행법

① 정좌(正座)를 합니다.

② 양손을 깍지끼고 새끼손가락이 바닥에 닿도록 팔꿈치를 구부려서 앞으로 놓으세요.

③ 상체를 앞으로 자빠뜨려 깍지낀 손바닥 사이로 머리를 밀어 넣고, 그 머리를 껴안는 형태가 됩니다.

④ 허리를 들며 다리와 더불어 무릎을 쭉 펴고, 몸이 삼각형이 되게 합니다.

⑤ 차분하고 여유있게 호흡을 하면서 무릎을 구부려 머리에 가깝게 하고, 허리를 높게 합니다.

⑥ 상체가 바닥에 대해 수직이 되면 복부의 근육과 다리의 힘으로 발이 공중에 뜨게 합니다.

⑦ 천천히 다리를 뻗어 바닥과 수직이 되도록 전신을 쭉 곧게 세워 주십시오.

여유있는 느슨한 호흡으로 1분 정도 정지(靜止) 합니다.

⑧ 코에서 들숨을 들이쉬고 입에서 토하며 무릎을 접으세요.

⑨ 발을 가만히 바닥에 내리고, 급하게 서둘러 머리를 들지 말고 주먹을 쥐어 포갠 양손 위에다 이마를 얹고 수초동안 휴식을 취하여 주십시오.

혈액순환이 원상회복함에 따라 조용히 머리를 듭니다.

■ 포인트

갑자기 물구나무서기의 자세로 들어가는 것은 위험 합니다. 몸 전체를 부드럽게 푼 다음에 시작하여 주십시오.

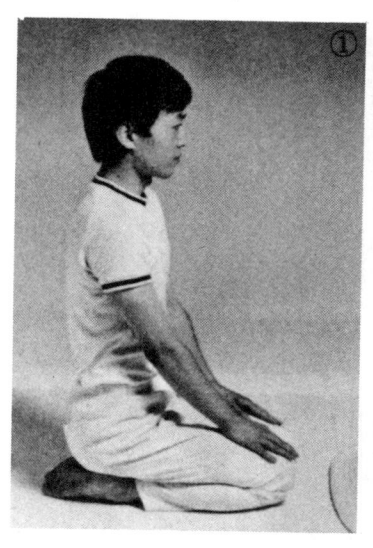
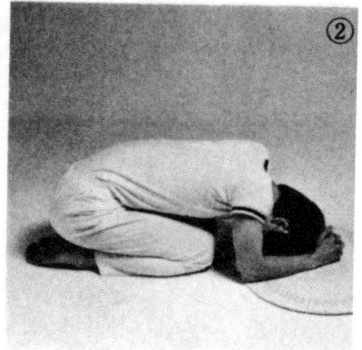
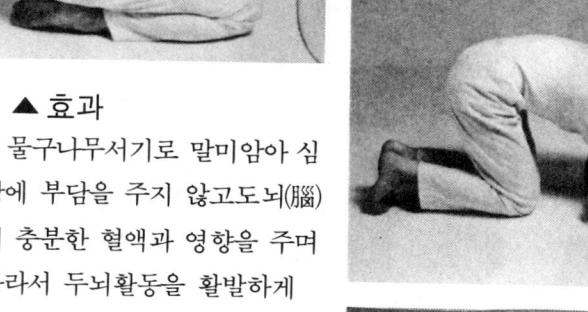
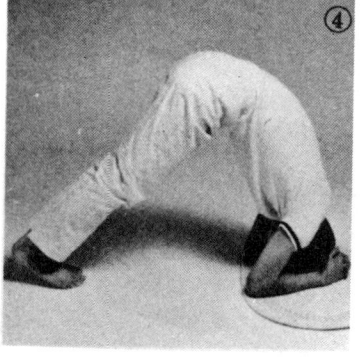

▲ 효과

 물구나무서기로 말미암아 심장에 부담을 주지 않고도 뇌(腦)에 충분한 혈액과 영향을 주며 따라서 두뇌활동을 활발하게 하며 정신건강을 유지할 수가 있읍니다. 정신쇠약이나 열등감으로 고통을 받는 사람에게 효과적이지요.

 심장병이나 고혈압, 또는 목뼈가 경화(硬化)되어 있는 사람들은 그 증세를 치료한 다음에 이 자세를 행하십시요.

122

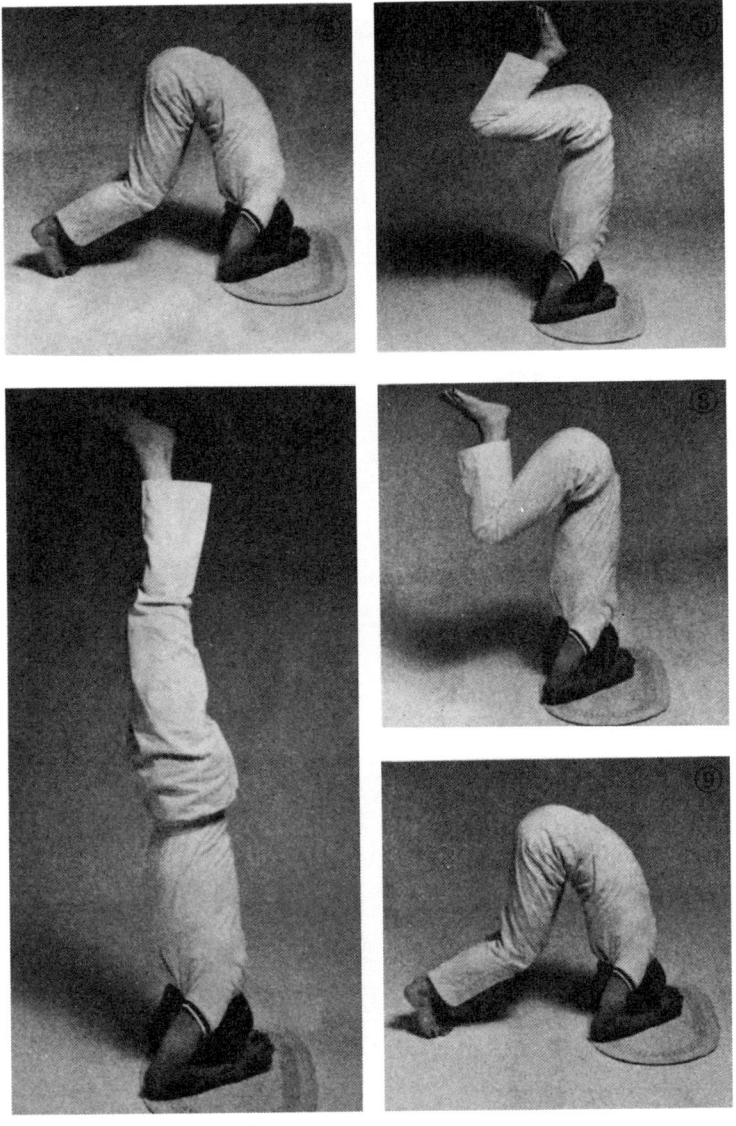

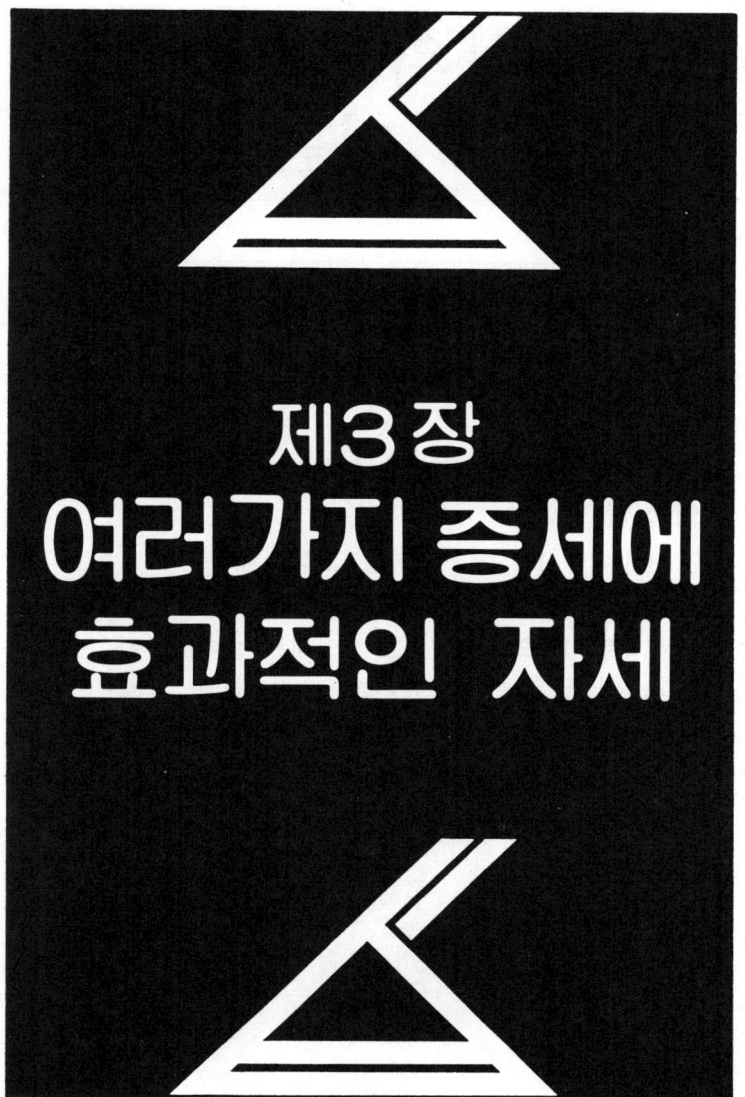

제3장
여러가지 증세에 효과적인 자세

전신의 증세에 효과가 있는 자세

비듬·가려움(搔痒症)·탈모증

맛함드라

맛함드라는 혈액을 정화하는 효과가 있읍니다.

■ 행법

① 먼저 처음 동작은 두 다리를 앞으로 내던지 듯이 뻗고 앉읍니다.

② 왼발을 안쪽으로 구부리고 발꿈치를 빈틈없이 꽉 항문에 붙입니다. 그때 오른발은 바깥쪽으로 비스듬히, 그리고 쭉 곧게 뻗어주셔야 합니다.

③ 양손으로 오른쪽 발끝을 쥐고 상체를 앞으로 깊히 수그리십시요. 천천히 숨을 들이쉬고, 항문을 죄이고,

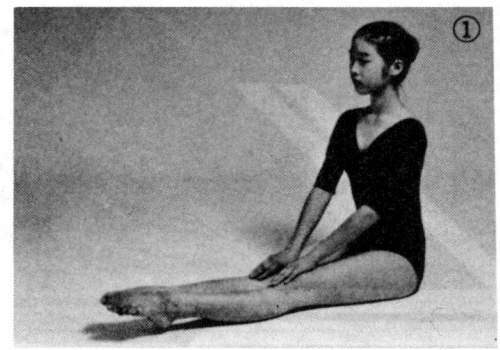

또한 목구멍
도 죄이면서
체내에 공기
가 머물도록
합니다. 그런
상태로 여덟
을 세고나서
천천히 목구
멍과 항문의
죄임을 늦춰
줍시다. 그와
같은 동작을
열번 반복하여
주십시요.
④ 오른발을
오므리고 같
은 요령으로
열번을 반복
합니다.

■ 포인트

목구멍과
항문(肛門)의
근육을 단단
히 죄어매 둬
야 합니다.

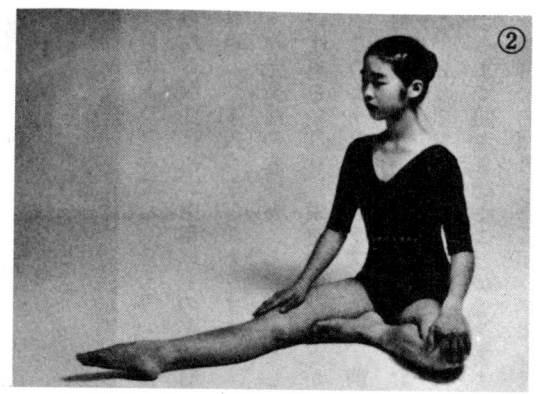

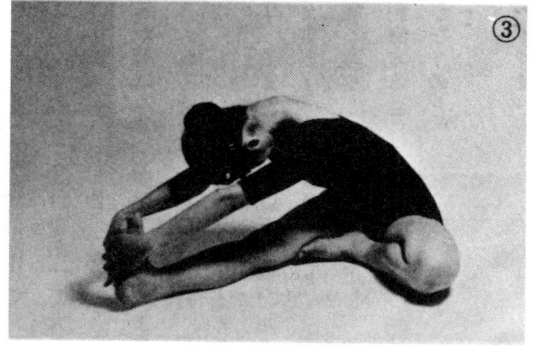

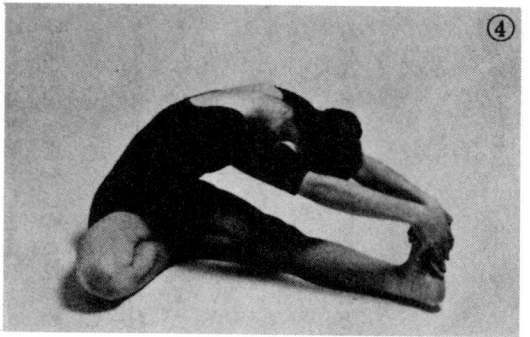

피로한 눈 · 시력저하(視力低下)

눈의 가장 많은 말썽거리는 젊은이들에게 나타나는 가성근시(假性近視), 그리고 중년이상의 연령층에 나타나는 눈의 피로와 눈이 침침한 것들 입니다.

시신경의 피로를 가시게 하는 데는 트라탁이 효과적인 자세입니다.

트라탁

■ 행법

① 몸을 바르게 하고 앉아 등뼈를 꼿꼿이 세웁시다.

② 눈을 덮고, 심호흡으로 그리고 느긋하게 숨을 빨아들입니다.

③ 눈을 크게 뜨고, 그 눈길을 모아 어느 한 점을 응시합니다. 눈이 아프고 눈물이 나올 정도로 눈을 깜박거리지 맙시다.

이상 말한대로 10회 쯤 되풀이해 주십시오.

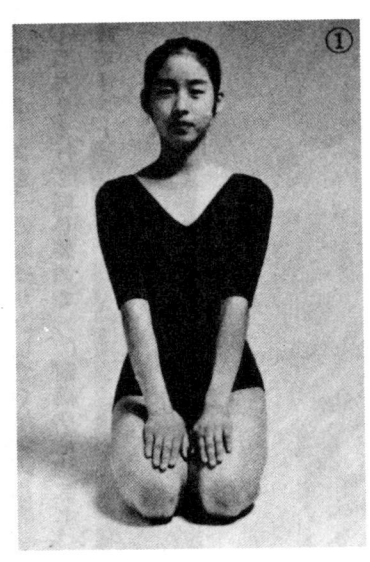

■ 포인트 자세는 바르게, 눈은 깜박거리지 않을 것.

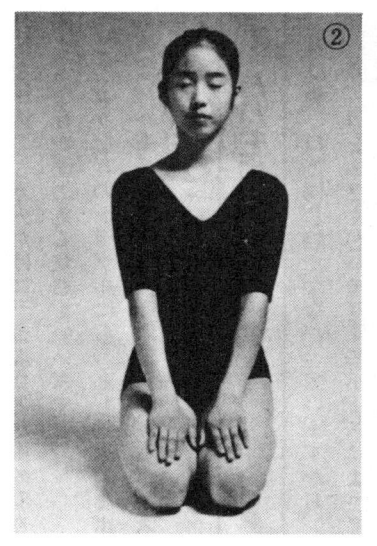 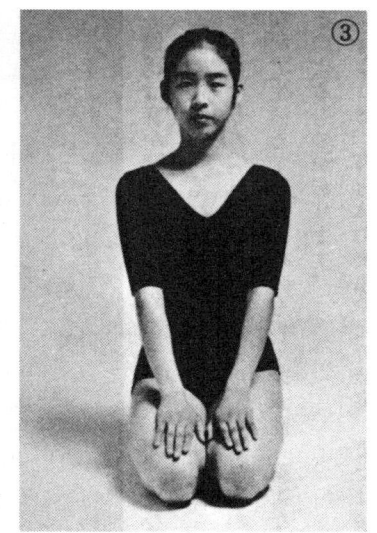

토끼의 자세

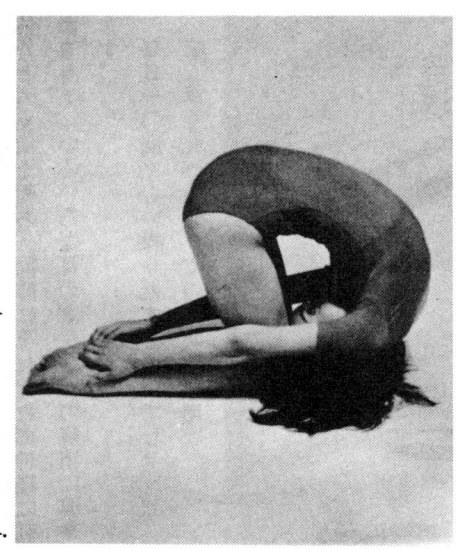

머리를 바닥에 붙이는 이 자세는 전두엽(前頭葉)을 자극하여 시력을 회복하는 데 효과가 있읍니다.

가벼운 근시라면 이 자세를 반복함으로써 그리 어렵지 않게 시력을 회복할 수가 있지요.

난청(難聽)·귀울림(耳鳴)

난청이란 소리를 잘못 듣거나 아예 듣지 못하게 되기도 하는 것으로, 그 원인으로는 중이염(中耳炎) 또는 외이염(外耳炎) 같은 병으로 연유한 것과 평소에 소음(騷音)이 많은 생활환경에서 생활했기 때문에 생기는 것, 그밖에 노인성(老人性)또는 약해(藥害) 같은 것에서 오는 것이 있지요.

귀울음은 귀 자체의 질환이나 아니면 혈관장해, 또는 정신적인 원인으로, 그 당자에게만 쇳소리라든가 벌레의 파닥거리는 소리가 들리는 상태를 말합니다.

이와 같은 귀의 장애에는 가장 효과적인 자세가 바하모리며 귀의 뒤에 발을 붙이는 자세(코루노삐타샤나) 등이 효과적이지요.

바하모리

귀는 코, 그리고 입과 같은 계통으로 연결되어 있기 때문에 귀 코 입을 막는 바하모리의 동작으로 귀의 여러가지 장애의 해소를 이끌어 냅니다.

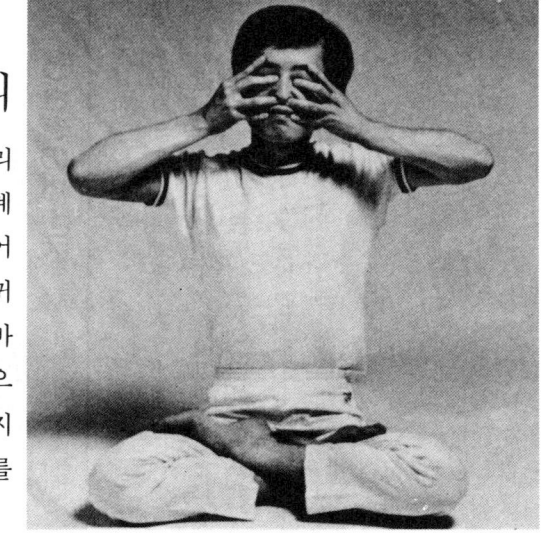

귀 뒤로 발을 붙이는 자세

바하모리로 하여 귀의 신경을 자극해서 정상으로 되돌림과 동시에, 이 자세로 귀의 청각을 맡는 척추의 신경을 자극하여 신선한 혈액을 흘러 보내게 합니다.

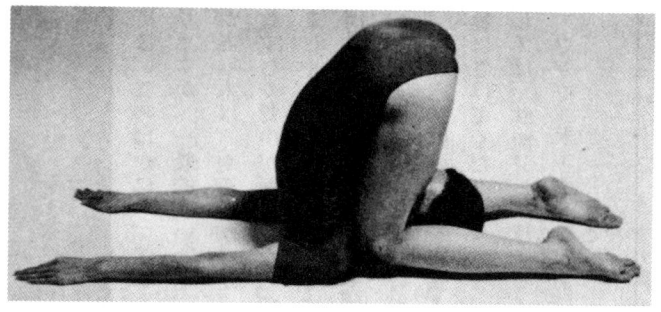

자세(pose) 이외의 건강법 · 정신 안정법 ①
식사를 바르게

최근 식이요법(食餌療法)이라는 것이 화제가 되어 있읍니다. 이것들은 실험이나 체험, 또는 연구 같은 여러가지 자료정보를 근거로해서 발표되지요. 그러나 사람은 모두가 다를 뿐 아니라 그때의 몸의 상태나 생활환경이 같지않기 때문에 무엇을 먹어야 좋은가, 그것은 자신의 몸에 알맞는 음식이 제일이지요.

야생동물은 본능적으로 먹이를 선택하며 천수(天壽)를 다하지만 애완동물(愛玩動物)은 비만(肥滿) 노이로제 심장병 같은, 사람도 무색할 병에 걸린다고 합니다.

코피 · 축농증 · 만성비염

코의 장애를 해소하기 위해서는 몸 전체의 피의 흐름을 좋게 하고 코 점막(粘膜)을 튼튼하게 하지 않으면 안되지요. 그리고 비강(鼻腔) 점막의 혈관을 팽창시키는 자극이 강한 음식은 피해 주십시요.

효과적인 자세로는 싸하지·뿌라나얌과 낙타의 자세, 웃갓도 쿠리야를 들 수가 있읍니다.

싸하지 · 뿌라나얌 7

코에 충분히 공기를 통하게 하고, 점막을 튼튼하게 합니다. 특히 축농증이 있는 사람에게는 효과적입니다.

좌우 1회씩 한 세트 한 세트 계산하며 10세트를 반복해 주십시요.
(제 2 장 69 페이지 요가 호흡법 참조)

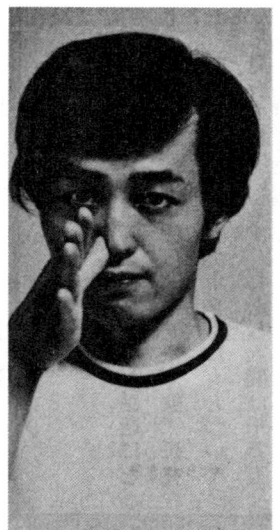 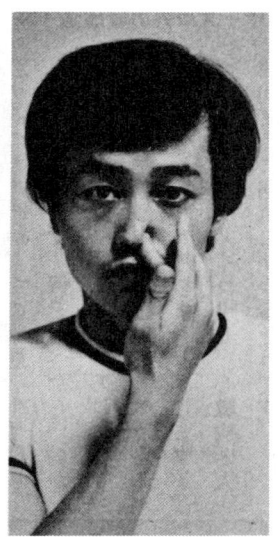

낙타의 자세

등이나 어깨가 뻐근하고 결리는 증세가 가시며 목을 길게 늘여 빼는 동작으로 기관(気管)을 튼튼하게 합니다.

이 자세에서 10초에서 20초 쯤 정지(靜止)합니다. 이를 세 번 반복하십시오.

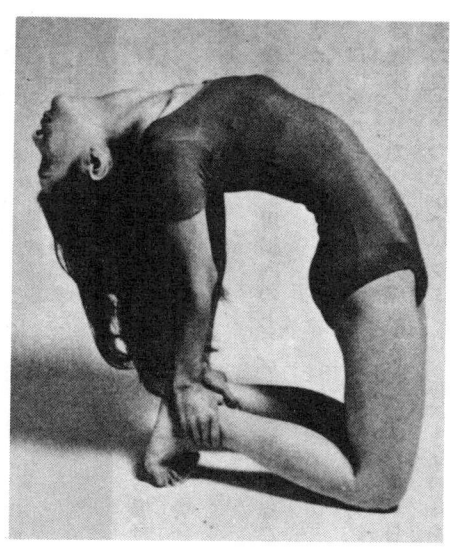

붓갓뜨·쿠리야

코의 점막을 튼튼히 하여 코 막히는 증세가 치료 됩니다.

숨을 코에서 느긋하게 천천히 빨아들이고 강하게 토하는 동작을 5~6회 계속하고, 눈을 감고 5~6초 동안 쉬십시오.

위의 동작을 5~6회 반복하여 주십시오.

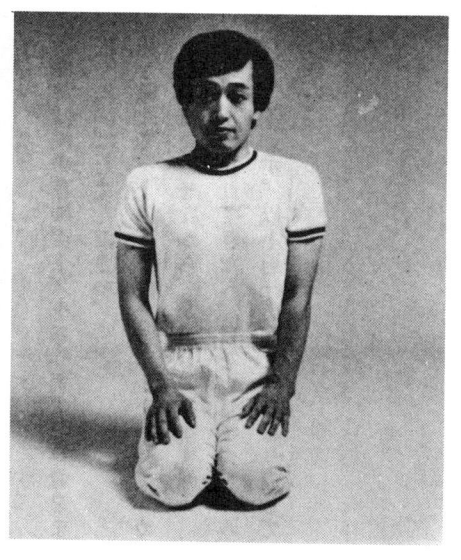

입내 · 구내염(口內炎) · 치통

입내에는 치근(齒根)이 박혀 있는 상하(上下) 악골(顎骨)의 치조(齒槽)가 곪는 이의 병에서 오는 경우와 위장에서 먹은 음식의 이상발효(異常醱酵)에서 나는 경우가 있습니다.

후자인 경우에는 위장장애를 해소하는 것이 선결문제 입니다.

구내염 같은 구강(口腔)의 병에는 먼저 요가의 호흡법 같은 것으로 혈액순환을 순조롭게 해 주십시요.

이(齒)를 위하는 자세

이와 잇몸(齒甚)을 튼튼하게 해줌과 동시에 입 주위의 근육도 강하게 합시다.

■ 행법

① 몸을 반듯이 정좌나 연꽃 자세를 취합니다. 척추를 곧게 세워 주십시요.

② 입을 다물고 윗니와 아랫니를 강하게 오르내림으로 딱딱 소리를 내며 맞물리게 합니다.

턱이 피로하면 눈을 덮고 좀 쉬었다가 다시 계속 하세요. 위의 동작을 10회쯤 반복하여 주십시요.

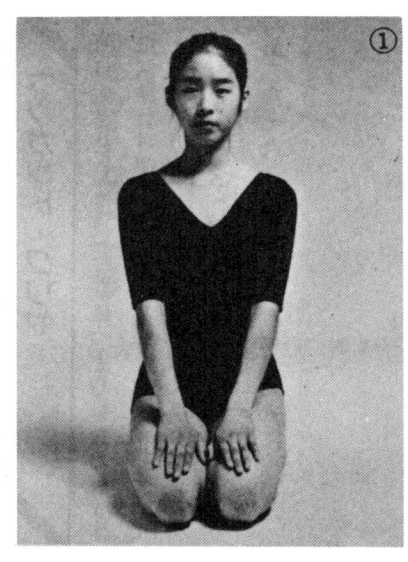

싸하지 · 뿌라나얌 (8)

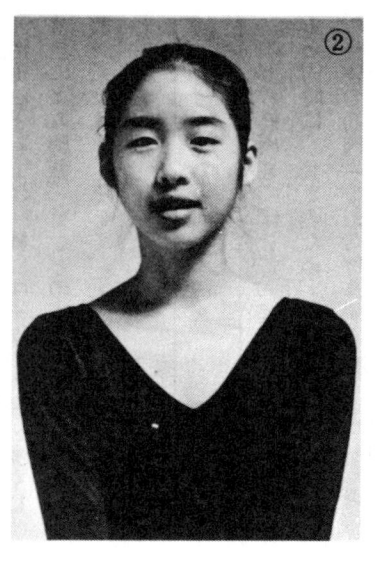

입안으로 공기를 통하도록 하여 입안이 서늘하게 하세요. 구내염에 효과가 있는 자세 입니다.

코 오른쪽을 누르고 왼쪽으로 날숨을 내쉬고, 코 왼쪽을 누르고 오른쪽으로 날숨을 내쉬는 동작을 한세트로 하여 세고, 중간에 휴식을 끼면서 열 세트 쯤 반복하여 주십시오.

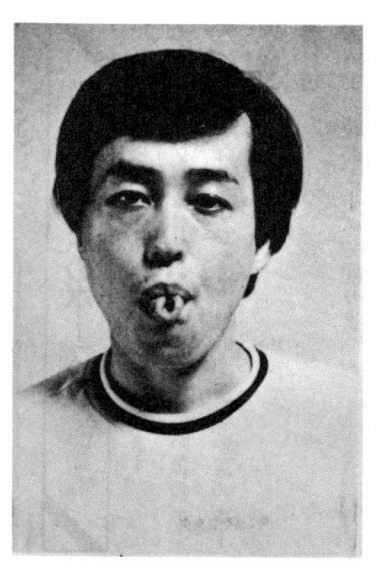
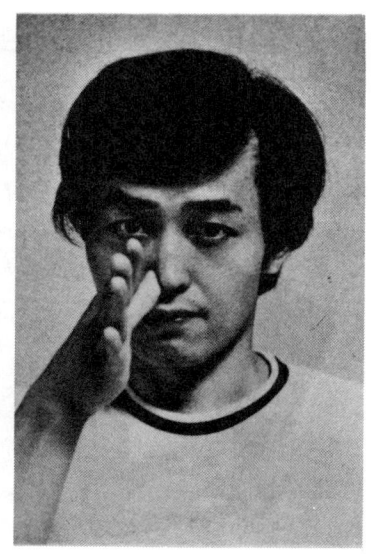

만성기관지염 · 천식 (喘息)

치료법으로서는 폐에 많은 공기를 보내고 기침 때문에 오는 흉부와 목덜미의 울혈(鬱血)을 제거해줄 필요가 있습니다. 그리고 기관(気管)을 튼튼하게 해주는 일입니다.

낙타의 자세.

목구멍의 근육을 늘여서 기관을 튼튼하게 함과 동시에 기침 때문에 굳어져 있는 몸전체의 근육을 부드럽게 가라앉힙니다.

휴식을 사이에 꽂으며 3번 정도 반복해 주십시요.

몸을 될수있는 데까지 뒤로 젖혀 목의 근육을 충분히 늘입니다. (제2장 96페이지 요가 기본자세 참조)

어려운 물고기의 자세

목의 근육을 활동케 하여 기관(気管)을 깨끗하게 합니다.

제2장 요가의 기본자세에서 쉬운 물고기의 자세를 설명했으므로 여기서는 어려운 물고기의 자세를 설명하지요.

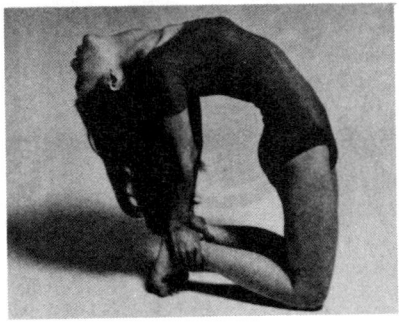

■ 행법

①연꽃 모양의 자세로 앉읍니다.

②먼저 손바닥을 뒤로 짚고, 다음은 팔꿈치를 짚고서 천천히 몸을 뒤로 자빠뜨립니다.

③가슴을 들어올리고 정수리만 바닥에 붙이세요. 팔을 구부려서 팔꿈치를 바닥에 닿게하고, 양손으로 양쪽 발가락 끝을 쥡니다. 이 상태로, 보통 하는 호흡을 하면서 15초 쯤 정지(靜止) 합니다.

손을 발가락 끝에서 가만히 떼어 바닥에 붙이고, 머리와 몸을 바닥에 붙여 뻗어 늘이며 짜고 있는 발을 풀고 편안히 쉽니다. 3회 반복하십시요.

■ 포인트

척추를 할 수 있는 데까지 뒤로 젖히고 머리를 그 몸에 다 몰아넣는 기분으로 목을 늘이십시요.

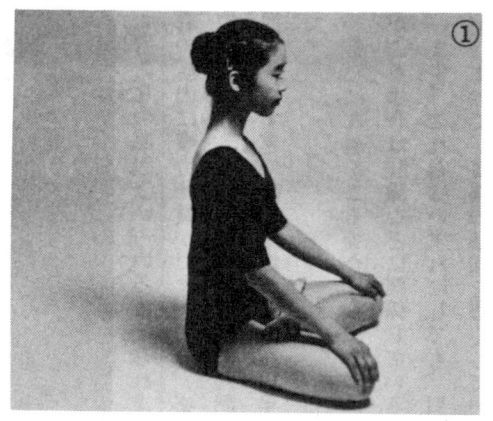

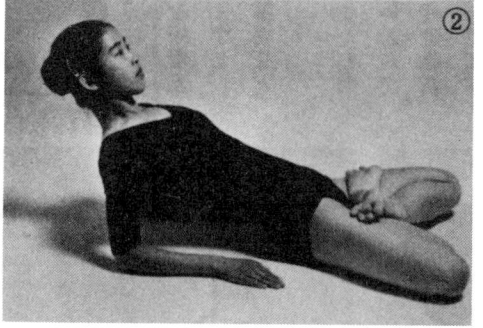

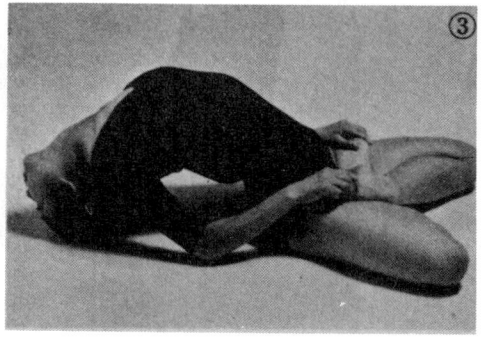

어깨가 뻐근할 때

숫소(牡牛)의 자세

인도 고대어인 범어(梵語)로는 부리샤샤나 라고 말하며, 숫소가 무엇엔가 향해서 가는 모양과 같은 자세입니다.

■ 행법

① 발가락 끝으로 선 채 허벅다리와 상체가 직각(直角)이 되게 쭈구리고 앉으세요. 양쪽 무릎을 맞대고, 손을 무릎 위에 얹고 등뼈를 똑 바로 세우고 앞을 보세요.

② 느긋하게 호흡을 하면서 양손을 무릎 곁에서 내리고 바닥에 붙입니다.

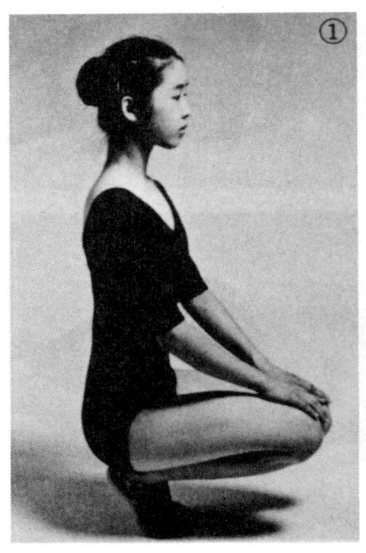
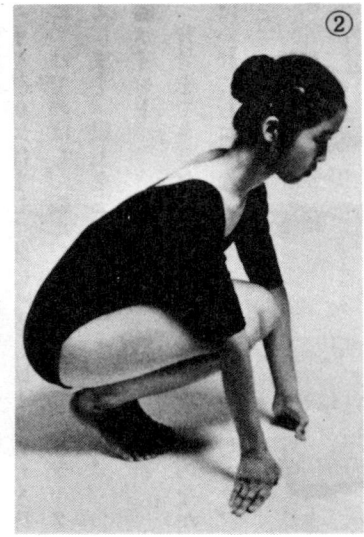

③오른발을 뒤로 길게 쭉 뻗으면서 발가락 끝은 세운 채 그냥 그대로 둡니다. 머리를 뒤로 젖히고 등을 또한 젖혀 배가 튀어 나오는 형태를 짓습니다.

그냥 그대로 보통 하는 호흡을 하면서 10초 쯤 정지하세요.

그 다음, 오른발을 빼어 오므리고 ①의 자세로 돌아가 느슨하게 한번 호흡을 합니다.

④같은 요령으로 이번 왼발을 뒤로 길게 쭉 뻗으면서 10초 쯤 조용히 멈춰 있다가 ①의 자세로 돌아갑니다.

위와 같이 좌우 한 번씩 번갈아가며 두 번 반복합니다.

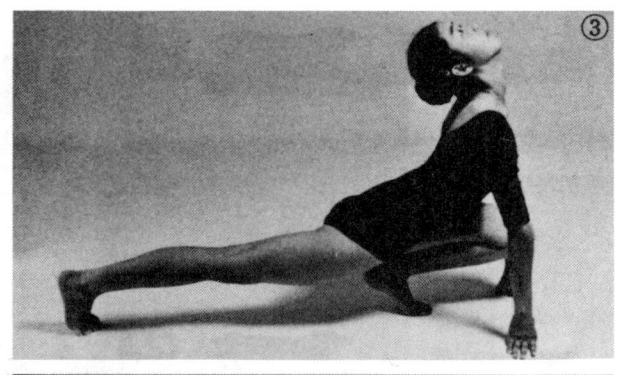

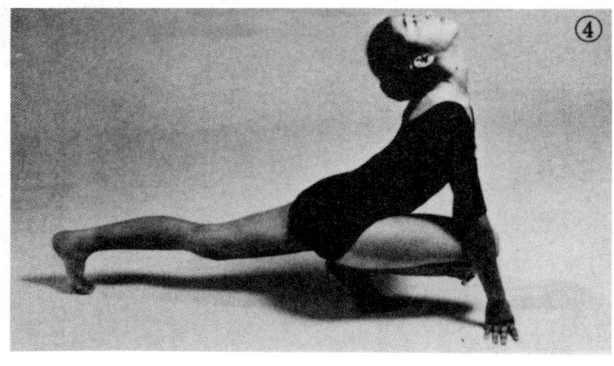

막대기의 자세

■ 행법

① 천장을 향해 누웁니다.

② 천천히 숨을 쉬며 양손을 팔꿈치에서 접어 손바닥이 위로 향하게 한 채 얼굴 곁에 놓아 둡니다. 발은 발가락 끝까지 쭉 곧게 뻗읍니다.

③ 천천히 양손을 곧추 세우고 몸을 한 개의 막대기 마냥 만들어 보통 하는 호흡으로 20초 쯤 정지(靜止) 했다가 다음으로 천천히 몸의 긴장을 늦추며 손을 원상 회복 합니다.

④ 몸을 엎드리고, 느슨하게 호흡을 하며 팔꿈치를 접어 손바

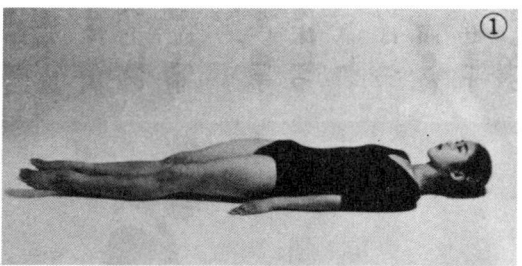

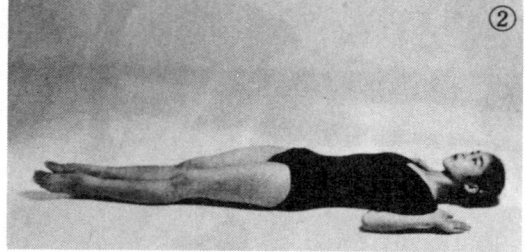

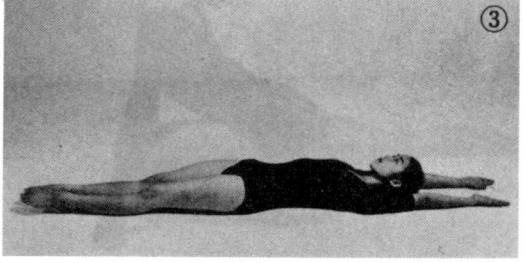

닥을 밑으로 하고 얼굴 곁에 놓아 둡니다.

⑤ 천천히 두 손을 쭉 곧게 뻗고 보통 하는 호흡으로 20초 쯤 정지하고, 몸의 긴장을 늦추어 손을 몸에 붙입니다.

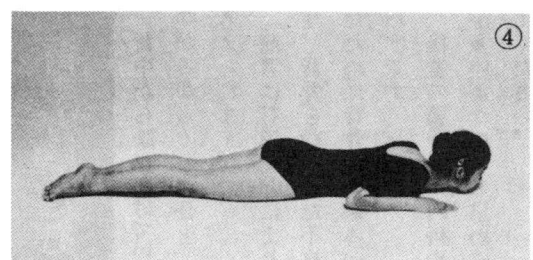

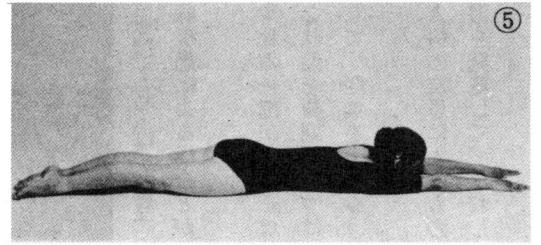

■ 포인트

손가락 끝에서 발가락 끝까지 한개의 막대기처럼 실컷 쭉 곧게 늘여 뻗어야 합니다.

토끼의 자세

어깨에서 등까지의 근육을 유연하게 해줍니다. 두 번 정도 반복해 주십시오. (제 2 장 98페이지 요가의 기본자세 참조)

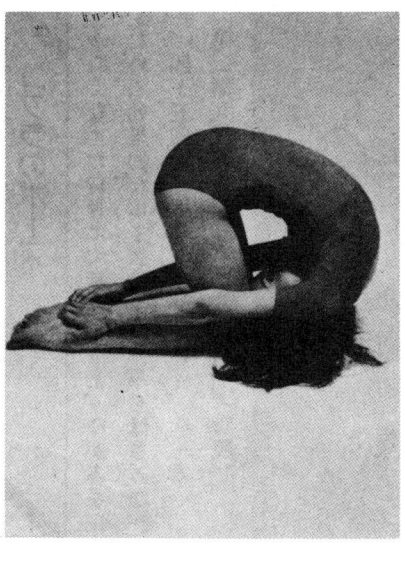

등이 아프다

등에서 허리에 걸쳐 아픈 원인으로는 척추가 비틀어짐에서 오는 경우도 있고, 속병(內臟疾患)에서 오는 경우도 생각할 수 있지요.

전자는 타박(打撲)같은 것으로 말미암아 척추의 일부가 비틀어졌거나 또는 척추를 비틀게하는 부자연스러운 상태를 장기간 계속함으로써 척추가 비틀어지고, 거기서 따라오는 압통(壓痛)이지요.

후자의 경우에는 내과와 부인과의 질환에 의한 것이 많은 것 같습니다. 일찌감치 원인을 발견하여 치료해 주십시오.

그러기 때문에 척추의 비틀어짐을 바르게 단련시키며 동시에 내장기(內臟居)를 강화하는 자세가 효과적이랍니다.

코브라의 자세

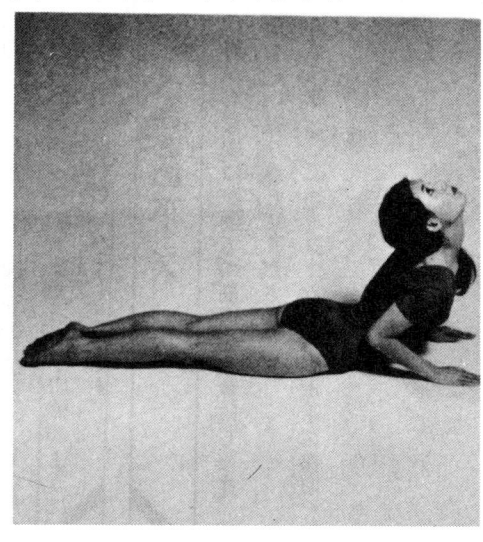

굳어진 척추에다 유연성을 주고, 그 비틀어짐을 바르게 하기 위한 효과적인 자세입니다. 중간 중간에다 휴식을 취하면서 4~5회 반복해 주십시오.

토끼의 자세

척추를 유연하게 할 뿐 아니라 소화기능을 강화하지요. 휴식을 사이에 끼고 2회쯤 반복해 주십시요.

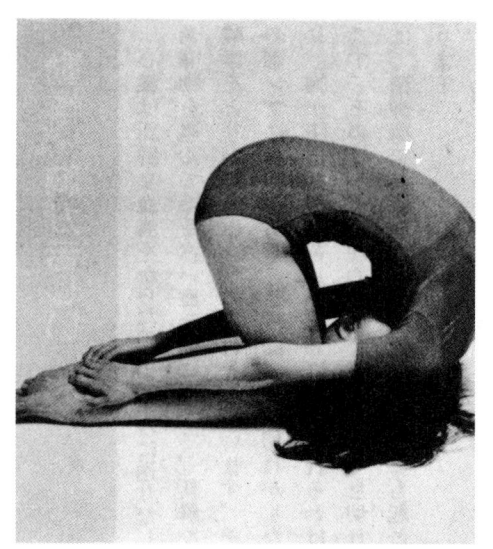

활(弓)의 자세

척추를 강화하고, 폐와 신장, 그리고 췌장 등의 내장기능을 증진시켜 줍니다. 휴식을 사이에 끼고 2~3회 반복해 주십시요.

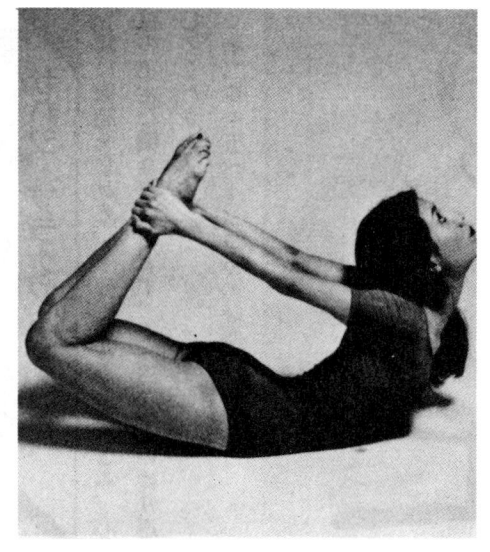

가슴이 울렁거리고(動悸) 괴롭다

  심장은 신선한 혈액을 몸 구석구석으로 흘려보내고, 노폐물을 실어오는 헌 피를 폐로 보내어 신선한 산소를 잡아들이는 펌프의 구실을 하고 있지요. 그 펌프에 이상이 있을 때 가슴이 울렁거리고 숨이 끊어질 것같고, 가슴이 압박을 받아 괴로움에 시달릴 것은 당연한 이치지요. 그밖에 생리적인 경우로 가슴이 울렁거리거나 숨이 차오르는 일은, 정신이 극도로 긴장했을 때, 또는 음주에 의하여 일어납니다.
  이런 증세에는 폐에 충분한 산소를 공급하는데 효과적인 싸하지・뿌라나얌 9 나 폐와 심장을 넓혀주는 소의 얼굴자세를 행하면 좋을 겁니다.

싸하지・뿌라나얌 9

  폐의 기능을 높여 이에 충분한 산소를 공급하여 심장의 정상적인 활동을 돕지요. 10회 정도 반복하여 주십시오.

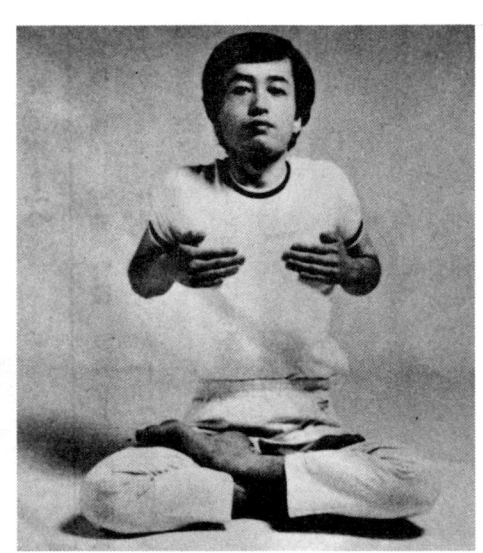

소의 얼굴을 하는 자세

견갑골(어깨뼈)을 펴늘여서 폐와 심장을 넓혀 줍니다. 좌우 양쪽을 번갈아가며 이 자세를 취하며 10회 정도 반복하여 주십시요.

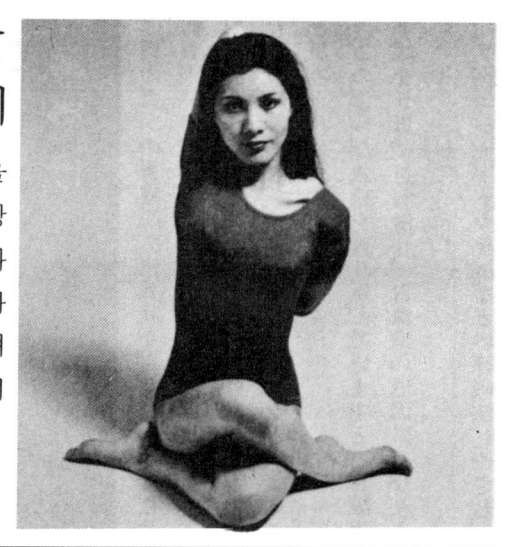

자세(pose) 이외의 건강법·정신안정법 ②
마음가짐을 이렇게

지금 나의 마음은 흐르는 구름과 같습니다. 푸른 하늘에 두둥실 떠오르는 하얀 구름은 바람따라 자유롭게 그 모양을 바꾸어 바람 사이 사이에 여유있게 떠돌며 어느 새 푸른 하늘에 녹아버립니다.

이와 같이 우주(宇宙)와 더불어 혼연일체가 되어버림을 무아(無我)의 경지(境地)라고 말하지요. 이는 마음의 가장 바람직한 상태 입니다.

요가의 행법을 매일 무아의 경지에서 행하다 보면 언젠가는 마음이 아주 자유로운 상태가 되어 끝없는 대자연의 넓이 속에 둘 수 있게 될 것입니다.

가슴 쓰림을 없앤다

위(胃)에서 위산분비(胃酸分泌)에 이상이 생기면 트림이 나오고, 가슴이 쓰리고 아픈 증세가 나타납니다.

아그니샤·도우티 같은 호흡법과 그리고 부드러운 거북의 자세 같은 것으로 위의 정상적인 활동을 회복해 주므로써 위산의 분비를 억제토록 합니다.

아그니샤·도우티 (1)

배를 불룩 내밀었다가 잘쏙하게 움츠리므로써 위에 자극을 주어 그 기능을 정상적으로 할 수 있게 합니다. 배꼽을 등에다 끌어당기는 것같은 기분으로 실컨 배를 움푹 들어가게 합니다.

차분히 10회 정도를 반복하고 조금 쉬었다가 다시 하는 식으로, 이 동작을 2~3차 반복하여 주십시요.

(제 2 장 77 페이지 요가의 호흡 참조)

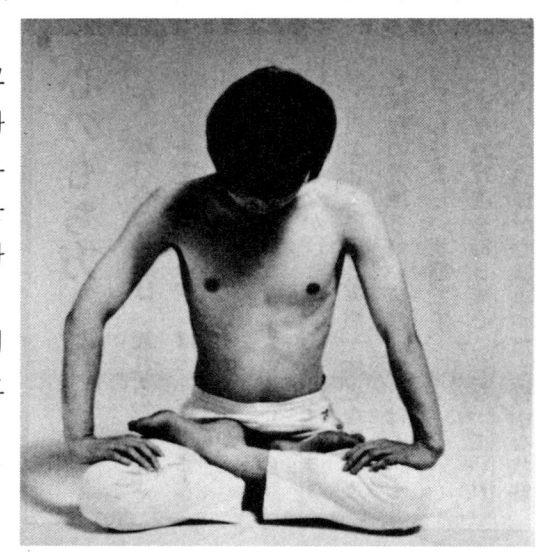

아그니샤 · 도우티(2)

아그니샤 · 도우티 1과 같이 계속해서 다섯 번을 되풀이해 주십시요. 같은 1보다는 좀 힘들고 어렵지만 효과적인 호흡법이지요.

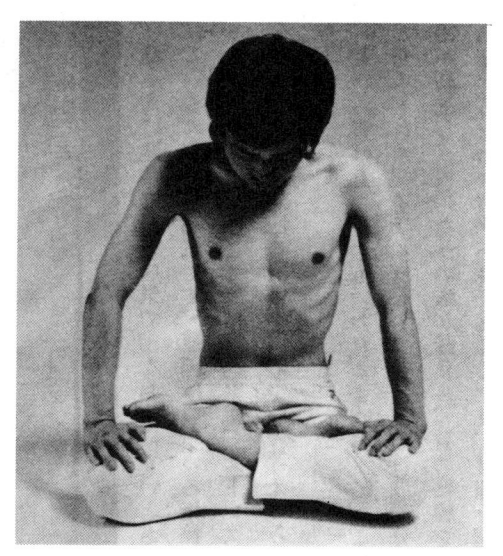

부드러운 자라의 자세

위를 자극하여 소화기능을 돕고, 식욕증진에도 효과가 있읍니다.

휴식을 취하면서 세 번 정도 반복하세요.

(제 2 장 94 페이지 요가의 기본자세 참조)

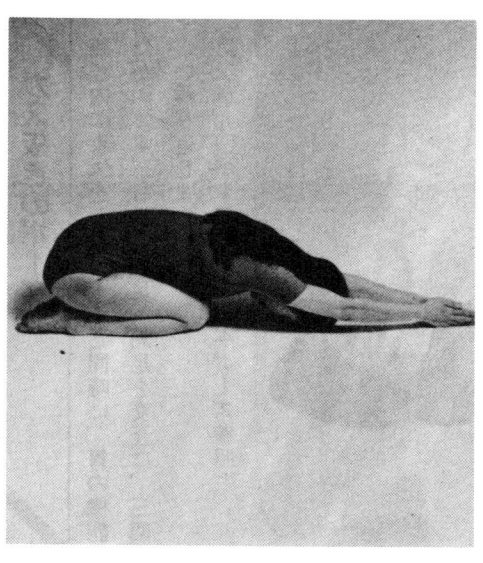

만성 위염(慢性胃炎)의 치료

사람에게 대단히 많은 병으로, 치료하기가 어려웁다는 것이 이 병이지요. 원인은 여러가지로 지적되어 있으나 여기서는 정신적인 긴장과 스트레스 같은 것에 의한 신경성 소화불량에 대해서 생각해 봅시다.

옛적부터 말하기를, 위(胃)는 의(意)라고도 말하고 있는대로 걱정거리와 스트레스, 그리고 안절부절 못하고 초조한 마음이 계속되면 위액(胃液)의 분비가 많아지고, 따라서 위속에 위산이 과다해져 위의 점막을 자극하기 때문에 소화불량을 일으키거나 위통(胃痛)을 일으키거나 합니다.

그러기 때문에 평소부터 신경질적인 사람은 마음을 서두르지 말고 느슨하게 갖고 불필요한 일로 초조해 하고 부질없는 걱정을 않도록 유념해 주십시오. 그리고 또한 당연한 일이지만 지나친 음주랑 담배는 금물이지요.

가스를 빼는 자세

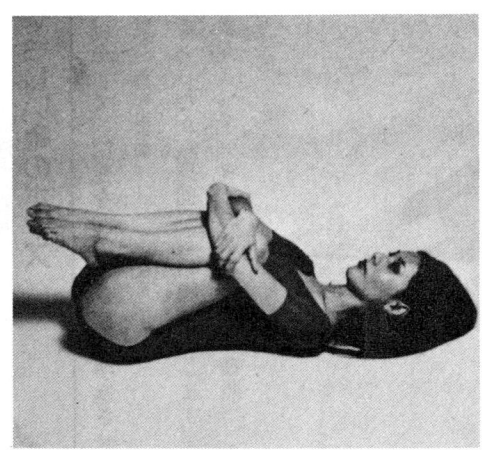

복강내(腹腔內)의 가스를 제거하며 동시에 위의 기능을 높힙니다. 오른발, 다음은 왼발로 두 다리를 번갈아가며 세 번쯤 반복합시다.

코빠 루밧티

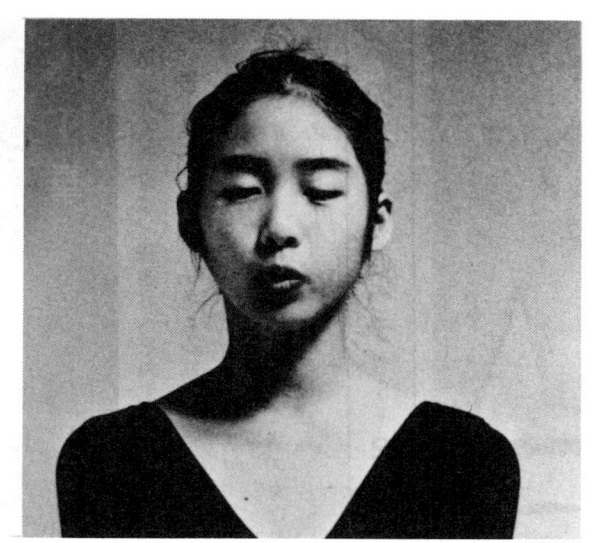

■ 행법

반듯이 정좌를 하고 무릎에서 10센티 앞을 보는 자세로 목을 내리고 촛불을 끄듯이 숨을 입에서 강하게 뱉고 배를 움츠립니다.

아그니샤·도우티이 (1·2)

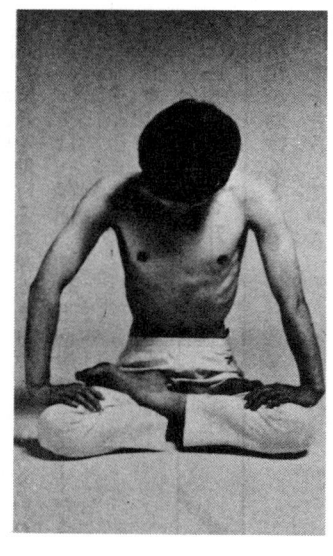

위의 활동을 돕는 효과가 있읍니다. 휴식을 사이 사이 넣으면서 1은 10회. (2)는 5회를 반복해 주십시요. (제2장 77페이지 요가의 호흡법 참조)

위하수증 (胃下垂症)

건강한 사람의 위는 대개 배꼽 위에 위치하고 있는데 위하수증에 걸린 사람은 위를 받치고 있는 근육이 늦추워지거나 위확장(胃擴張) 등이 원인이 되어 배꼽 아래까지 처져 있지요. 때문에 식욕부진 트림 위통 또는 속이 트릿하고 거북스러운 증세가 나타납니다.

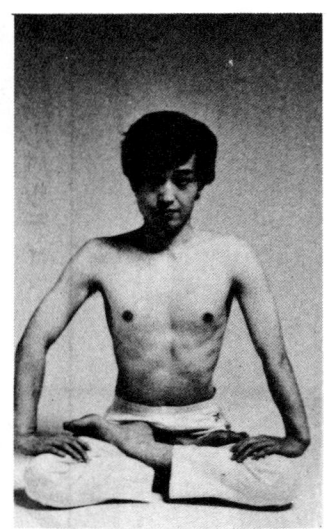

발을 드는 자세

소화를 돕는 것과 함께 위를 받치고 있는 근육을 강화시킵니다. 긴장을 풀며 느긋해지는 시간을 끼고 4회 쯤 반복하여 주십시요. 발을 들어올리는 시간을 천천히 길게 늘이며 위를 받치고 있는 근육을 단련시켜 주십시오.
(제 2 장 114페이지 요가의 기본자세 참조)

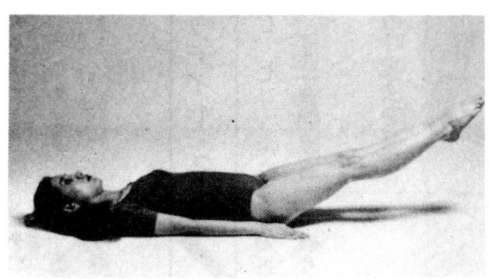

보트(boat)의 자세

범어에서는 웃테타·빠타·마쯔타카샤나라고 하지요.

어깨를 받치고 있는 근육을 강화하는데 아주 효과가 좋은 자세입니다.

■ 행법

① 손과 발을 나란히 하고 위를 향해 누으세요. ② 차분하게 호흡을 하고 머리 뒤통수에서 양손 손가락으로 깍지를 낍니다. ③ 그리고 두 다리를 바닥에서 30도에서 45도의 각도로 올리면서 동시에 상반신 역시 발끝과 같은 높이가 될 때까지 일으킵니다. 보통 호흡으로 10~15초 동안 정지합니다.

■ 포인트

무릎을 뻗고 목덜미와 등줄기와 머리를 꼿꼿하게 가져야 하는 일입니다.

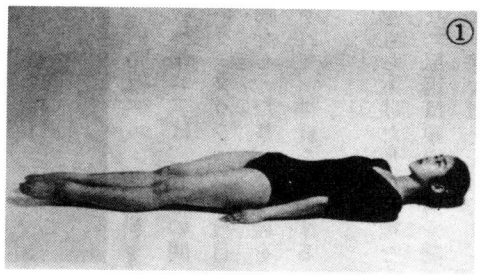

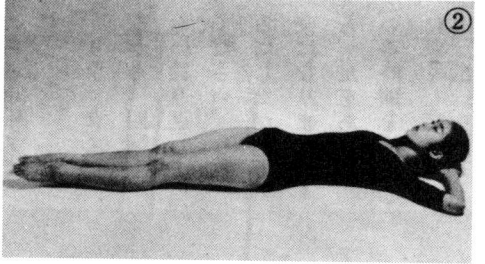

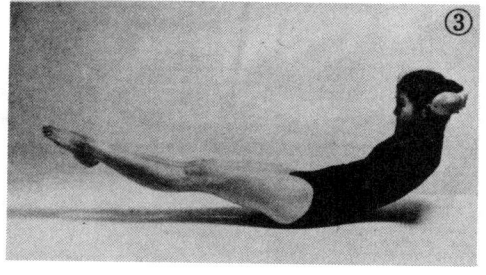

요통(腰痛)의 예방과 치료

 요통에서 대표적인 것은 추간연골(椎間軟骨) 헤르니아와 갑자기 허리가 삐긋하여 생기는 요통이 있읍니다.

발을 올리는 자세

 아랫도리를 강하게 하고, 헤르니아의 예방에 매우 효과가 있는 자세입니다.
 긴장을 풀며 네 번 정도 되풀이해 주십시요. 익숙해짐에 따라 하기도 편해지므로 발을 들고 있는 시간을 조금씩 늘여 주십시요.
 (제 2 장 114 페이지 요가의 기본자세 참조)

활(弓) 의 자세.

 척추와 중추신경의 강화에 효과를 발휘하며 또한 신장 등 내장의 기능을 증진시켜 줍니다.

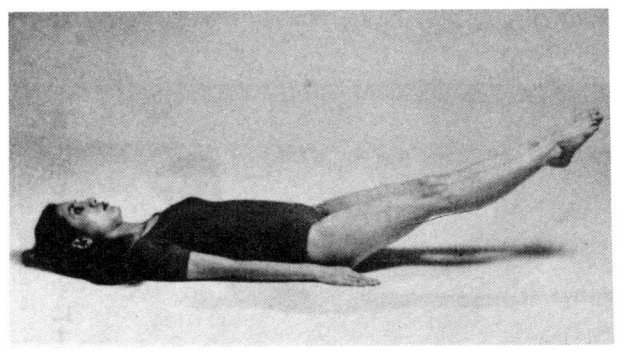

휴식을 삽입하면서 3회 정도 반복하여 주십시요.

(第 2장 92페이지 요가의 기본자세 참조)

간단한 비트는 자세

범어로는 1/4의 맛센드라샤나라고 하지요.

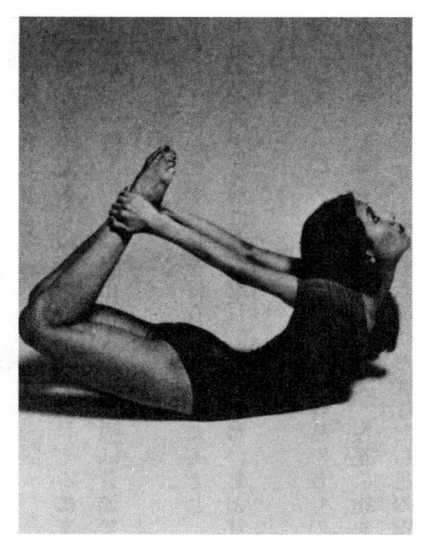

■ 행법

① 양다리를 가지런히 하고 앞으로 내던지며 앉읍니다.

② 서두름이 없이 느긋하게 호흡을 하며 오른쪽 발목을 왼발 허벅다리 위에 얹고 오른손을 등으로 돌려 오른쪽 발가락을 잡읍니다.

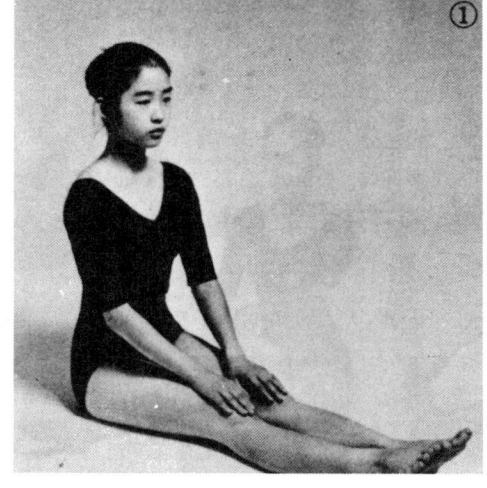

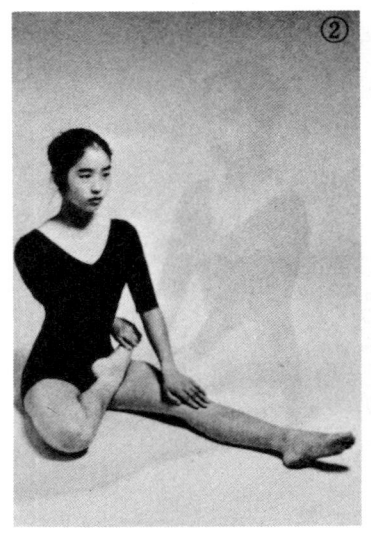 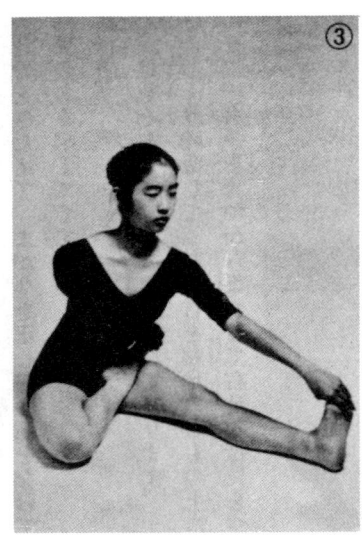

③ 왼손은, 쭉 곧게 앞으로 뻗은 왼발 발가락을 잡읍니다.

④ 여유있게 천천히 호흡을 하면서 머리와 몸을 가만히 오른쪽 뒤로 비틉니다.

될수 있으면 크게 비틀어 주십시요. 그냥 그대로 10~15초 동안 정지(靜止) 합니다. 호흡은 보통으로 하세요.

그리하여 조용히 손과 발을 떼고 원상으로 되돌리고, 두 다리를 가지런히 하여 앞으로 내던져 ①의 동작으로 돌아갑니다.

⑤ 잠시 쉬면, 이번은 왼쪽 발목을 오른발 허벅다리에 얹고 왼손을 등으로 돌려 왼발 발가락을 잡고, 오른손은 쭉 길게 앞으로 뻗은 오른발 발가락을 잡읍니다.

⑥ 상체를 할 수 있는 데까지 왼쪽 뒤로 비틀고 보통 호흡으로 10~15초 동안 정지(靜止) 했다가 천천히 ①의 동작으로 돌아갑니다.

휴식을 삽입하면서 이상 얘기한 동작을 2회 쯤 반복합니다.

■ **포인트**

처음은 등에서 돌린 손으로 발가락을 잡을 수가 없을지도 모르지만 훈련을 거듭하면 잡을 수있게 되므로 단념하지 말고 계속합시다.

몸 전체를 할 수 있는 한계까지 비틀도록 노력하여 주십시요.

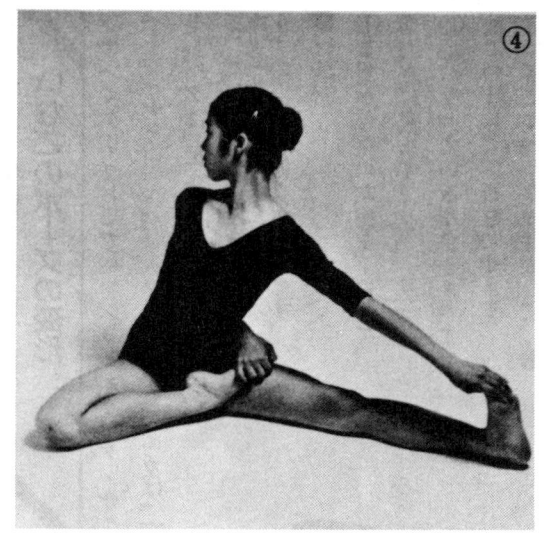

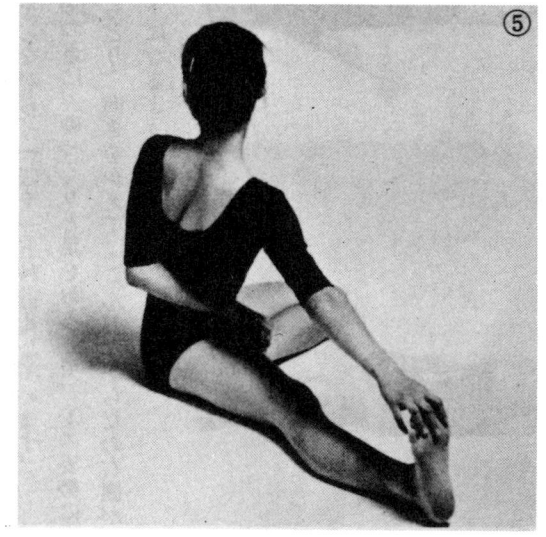

메뚜기 자세의 변형(変形)

■ 행법

① 먼저 왼쪽을 아래로 하고 몸을 옆으로하여 누웁니다.

② 밑에 있는 팔을 곧게 앞으로 뻗고 머리를 그 위로 얹읍니다.

③ 다음은 잠시 느긋한 호흡을 하고, 오른손으로 오른쪽 발가락을 잡아 그대로 바로 위로 들어 올리세요. 이때 오른발 무릎은 쭉 곧게 뻗어 주십시요.

그 자세 그대로 하고 보통 하는 호흡으로 숨쉬면서 10~15초를 정지 하고 있읍니다.

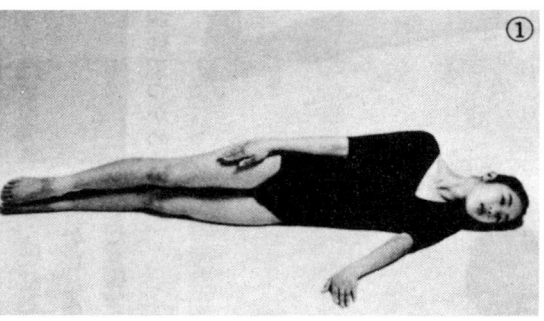

④ 다음에는 천천히 발을 내리고 ①의 동작이 되어 몸은 향방(向方)을 바꾸고, 이번 몸의 오른쪽이 아래가 되게 눕시다.

⑤ 오른손을

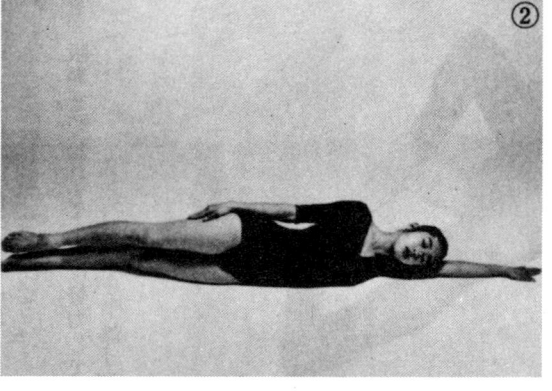

앞으로 뻗고 그 위에 머리를 놓으세요.

느긋하게 잠시 호흡을 하고, 왼손으로 왼쪽 발가락을 잡아 곧추 위로 들어올려 10~15초 동안 정지(靜止)합니다.

이 동작이 끝나면 천천히 서두르지 말고 발을 내립시다.

이상 좌우 두 번식 반복해 주십시요.

■ 포인트

위로 들어올리는 발 무릎은 쭉 곧게 늘여 뻗은 채 둡니다.

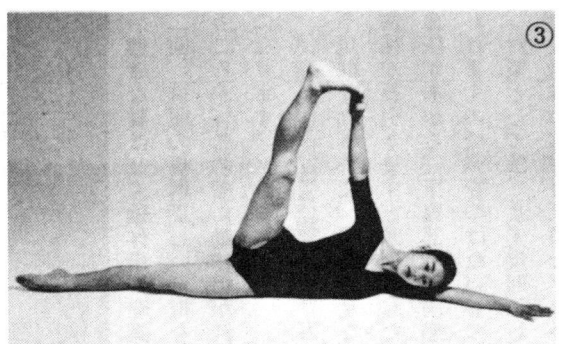

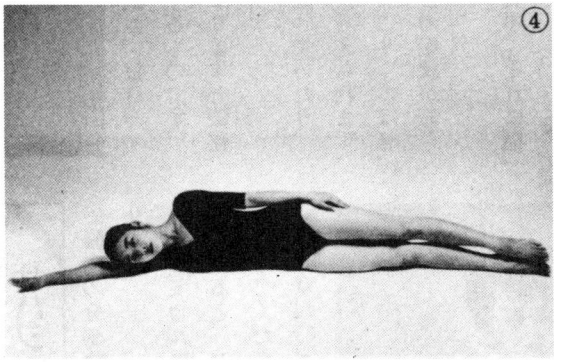

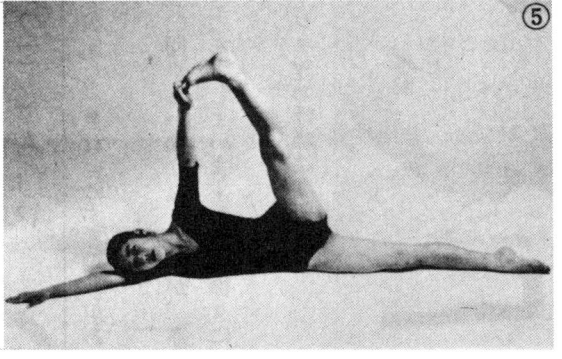

만성변비(慢性便秘)의 예방과 치료

변비가 오는 원인은 음식 섭취가 한쪽으로 치우치거나 시간의 불규칙, 운동부족 등을 생각할 수가 있습니다. 변비가 오래 계속되면 두통이 오거나 어깨가 뻐근하고, 상기될 뿐 아니라 혈압이 오르며 아랫배에 불쾌감 같은 증세가 나타나므로 조심을 했으면 합니다.

그 대책으로는 먼저 규칙적인 식사 거기에다 식물성 섬유가 풍부한 채소류를 많이 먹어야 합니다. 그리고 약에 의지하지 않는 마음가짐도 필요하지요. 요가로서 효과가 있는 자세와 호흡법은 다음과 같습니다. 그 밖에도 코브라의 자세와 메뚜기의 자세 같은 것도 효과적이지요.

싸아지・아그니샤・쿠리야

장내(腸內)의 분비물을 조절하여 깨끗하게 하는 작용을 합니다. 리드미컬하게 30회 정도 반복해야지만, 무리를 하면 콜록거리게 되므로 천천히 익혀 주십시오.
(제 2장 76페이지 요가의 호흡법 참조)

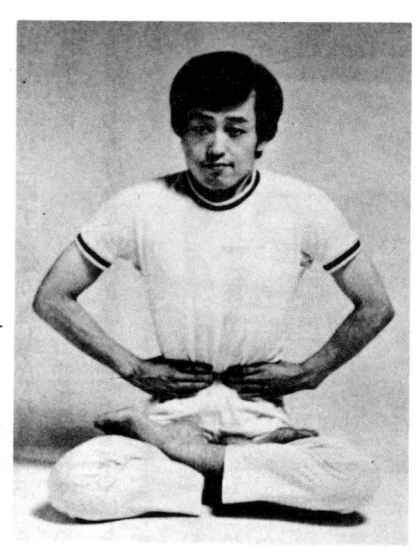

부드러운 자라의 자세

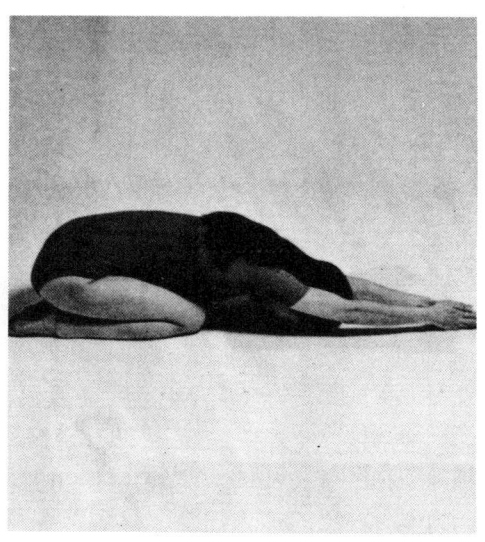

소화력을 증진시키고 장의 운동작용을 돕고 하지요.

허리가 뜨지 않도록 주의를 하며 3회 정도 반복하여 주십시요. (제 2장 94페이지 요가의 기본자세 참조)

역(逆)의 자세

■ 행법

① 위를 향해 몸을 눕히고, 손과 발을 쭉 곧게 뻗어 주세요.

② 느슨하게 좀 호흡을 하고 무릎 허리 등을 들어 올립니다.

양손으로 허리를 받치고 무릎을 앞으로 쑥 내밀듯이 두 다리를 기울이게 하여 몸이〈의 꼴이 되게 합시다. 이때 배에서는 힘을 빼십시요. 몸은 어깨와 손이 받치게 됩니다.

그 자세를 그냥 그대로 하고, 보통 하는 호흡으로 30초에서 1분 정도 정지(靜止) 합니다.

그리고 천천히 허리를 내리고 손발을 뻗어 ①의 동작으로 돌아갑니다.

이상과 같은 동작을 세 번쯤 반복하여 주십시요.

■ 포인트

사진으로 보면 쉽게 생각하지만 의외로 하기 까다로운 자세입니다. 천천히 서두르지 말고 신중하게 행하여 주십시요.

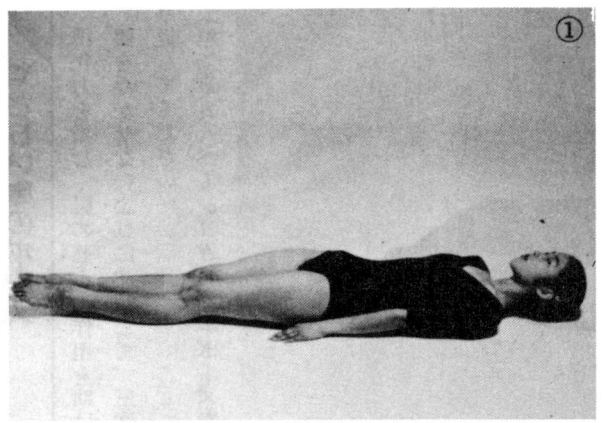

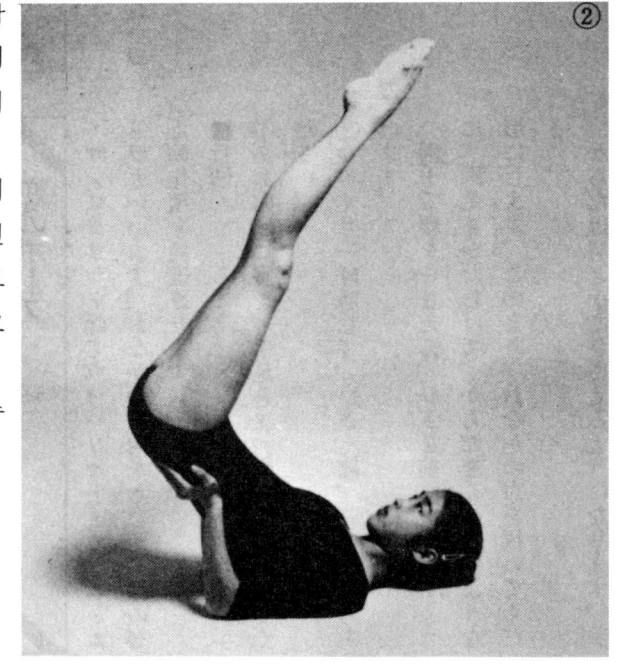

치질(痔疾)의 예방과 치료

치질에는 일반적으로 수치질이라고 말하고 있는 치핵(痔核)과 항문열상(肛門裂傷), 탈홍(脫肛) 치루(痔瘻) 등등이 있으며 특히 결핵성인 치루와 같은 내버려 뒀다가는 수술을 요하게 되는 것도 있지만 어지간히 심하지 않는 한 그대로 신경을 쓰지 않는 것 같읍니다.

그 어느 것이나 항문 주변의 모세혈관의 울혈(鬱血)에서 생기는 것이므로 평소에도 괄약근(括約筋)을 튼튼히 하고 변비 같은 악조건을 제거하고 특히 항문 언저리를 항상 깨끗하게 해두는 것이 중요 합니다.

항문을 죄어매는 자세

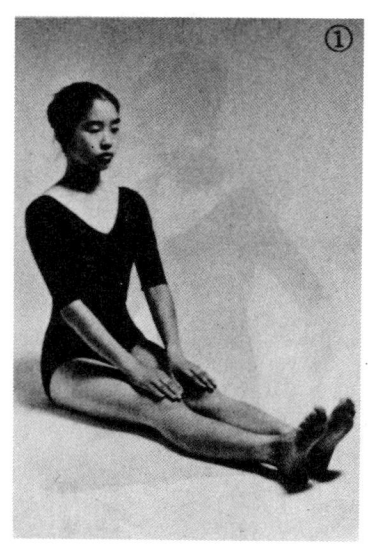

범어로 스왓티·차라니·아쉬니 무드라 라고 말하며, 항문 주위의 근육을 강화합니다. 치질에 좋은 자세지요.

■ 행법
① 양발을 앞으로 내밀고 앉읍니다.
② 왼발의 발꿈치를 오른다

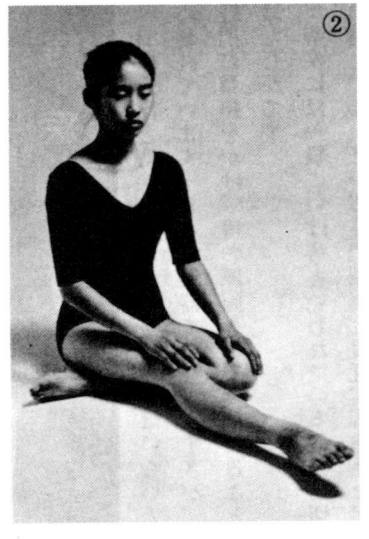

리 밑으로 돌려 오른쪽 볼기에다 붙입니다.

③ 다음으로 오른쪽 발꿈치를 오른쪽 다리 위를 지나 왼쪽 엉덩이에 붙입니다. 이때 두 무릎이 겹쳐집니다.

④ 위에 있는 오른쪽 무릎 위에다 양손 손가락을 포개 둡니다.

그런 동작으로 천천히 숨을 들이마시며 항문을 죄어매고, 여덟을 세는 동안까지 호흡을

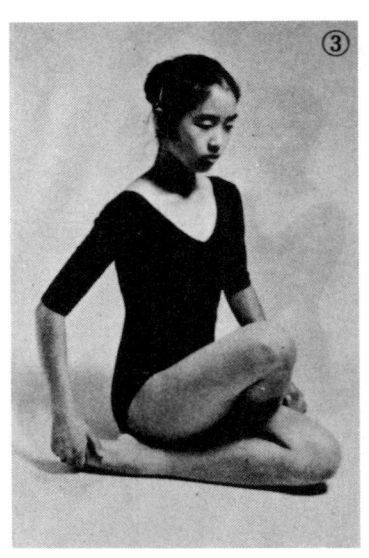
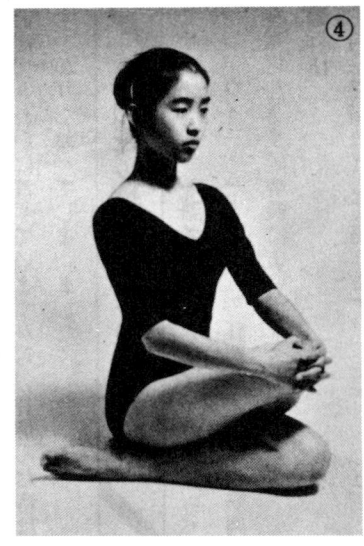

그치며 항문을 죄어맨 상태를 유지합니다.

천천히 숨을 토해내면서 항문을 풀어 줍니다.

이상 동작을 10회 쯤 되풀이 합니다.

⑤ 다음으로 발을 바꾸어 왼발을 위로하고 같은 요령으로 항문을 죄어매기도 하고 풀어 주기도 하지요. 10회 정도 반복하여 주십시오.

■ 포인트

항문에다 신경을 집중하여 근육을 긴장시킵니다.

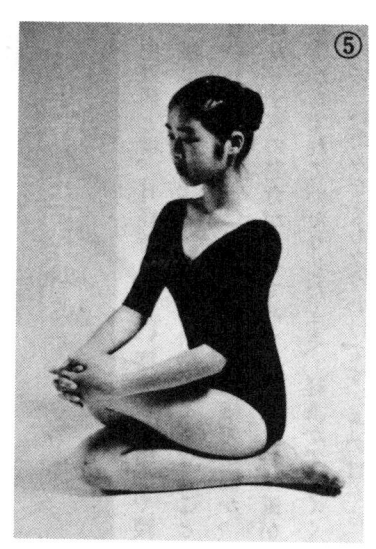

소의 얼굴로 항문을 죄어매는 자세

소의 얼굴 자세를 취하고, 느슨하고 천천히 숨을 들이마시면서 항문을 죄어매고 토해 내면서 늦춥니다. 오른발을 위로 가게하고 15회, 다시 왼발을 위로 가게하고 15회를 반복하여 주십시오.

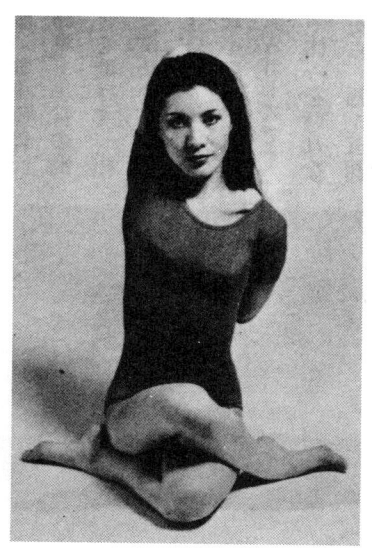

생리통(生理痛) · 생리불순

생리통이 오기 쉬운 여성은 요부(腰部)와 하복부가 굳어져 있으므로 평소부터 그 부위를 유연하게 해두고, 자궁의 수축력을 강하게 하는 것이 긴요합니다.

코브라의 자세

하복부의 근육을 단련하고, 생리에 관계되는 동안 뇌 뇌하수체 난소 자궁의 작용을 돕고 그 상호관계를 정상적으로 돌려주기 때문에 생리불순에 효과를 보는 자세 입니다.

휴식을 삽입하면서 4~5회 반복해 주십시요.
(제 2장 88페이지 요가의 기본자세 참조)

누어 있으면서의 상서로운 자세

■ 행법
① 천장을 향해 누웁니다.

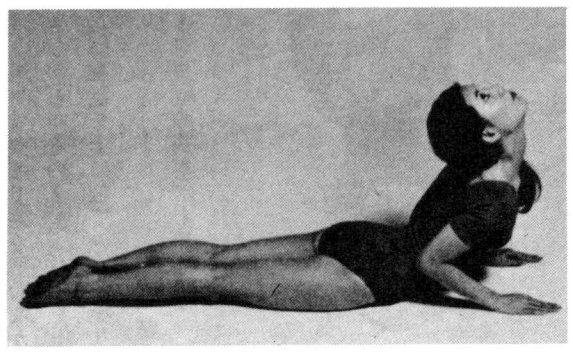

② 느긋하고 차분하게 호흡을 좀 하고, 양쪽 발바닥을 맞닿게 합치고 무릎 사이를 넓히며 양손으로 양쪽 발가락을 잡읍니다.

③ 가슴쪽으로 발을 끌어 당기고 그대로 항문을 천천히 죄어 맸다가 늦춰다가 합시다. 호흡은 10회 쯤 반복해 주세요

이상 얘기한 동작을 세 번 되풀이 합니다.

■ 포인트

전체적으로 차분하고 천천히, 그리고 신중하게 해 주십시요. 양쪽 무릎은 될 수 있는 대로 크게 벌려주는 것이 효과적입니다.

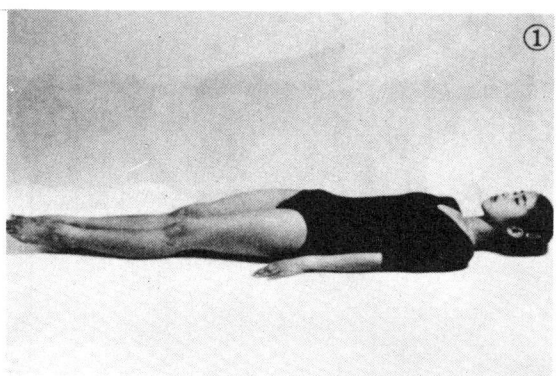

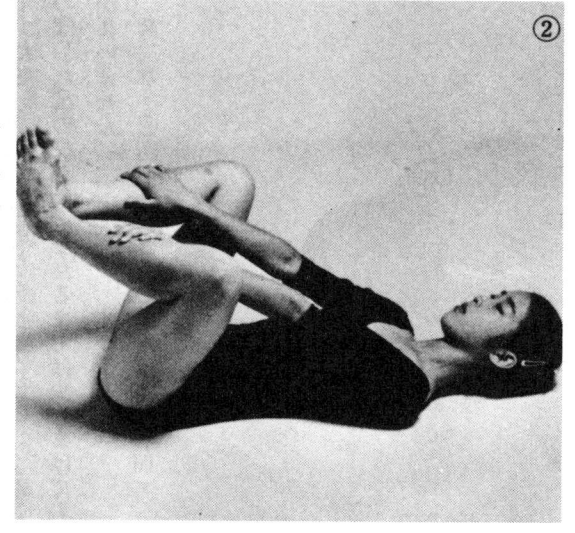

머리에 무릎을 대는 자세

하복부의 신경을 단련합니다.

오른발과 왼발을 번갈아 가며 늘여 뻗고, 이 동작을 양쪽 두 번씩 반복하십시요. 양손으로 발꿈치를 단단히 쥡니다. 뻗은 다리의 무릎은 숙달될 때까지는 조금 구부려도 괜찮읍니다.

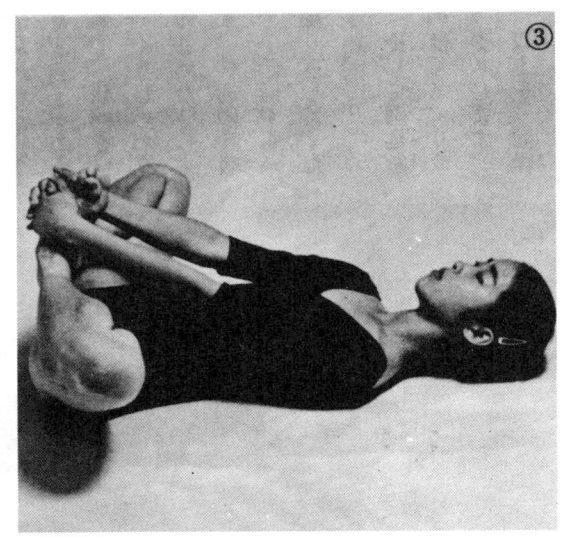

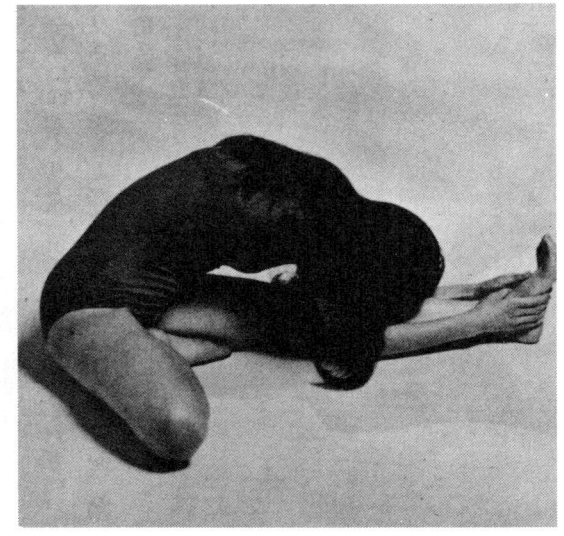

수족(手足)의 마비증(麻痺症)

수족이 저린 증세의 원인으로는 자동차의 추돌(追突) 따위 사고에서 그 강한 충격으로 일으키는 장애 같은 후유증처럼 뭔가 이유가 있어, 혈관과 신경이 압박을 받거나 근육이 긴장하여 교감신경이 둔화되고, 혈액이 몸 말초까지 흘러들지 못해 생기는 것으로 생각합니다.

팔을 양손으로 안는 자세

범어로 하스타바다샤나라고 하지요. 어깨 근육을 부드럽게 하고 손의 마비증에 효과적인 자세입니다.

■ 행법
① 두 다리의 간격을 주먹 하나가 들어갈 정도로 벌리고 꼿꼿이 섭니다.
② 팔을 들어 머리 뒤로 짜고, 오른손으로 왼쪽 팔꿈치를 왼손으

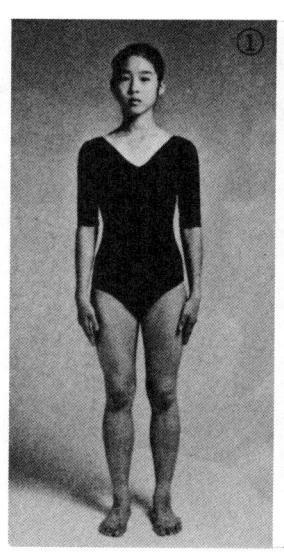
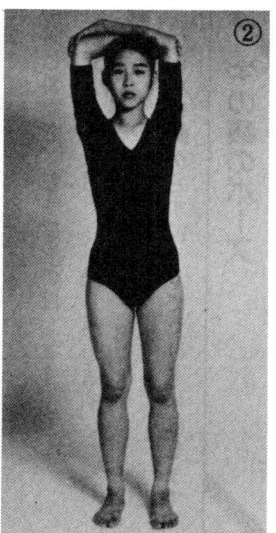

로 오른쪽 팔꿈치를 잡읍니다.

③ 느긋하게 잠시 호흡을 하고 팔을 짜고 있는 채 오른팔을 옆으로 똑 바르게 뻗으세요. 그리고 ②로 돌아옵니다.

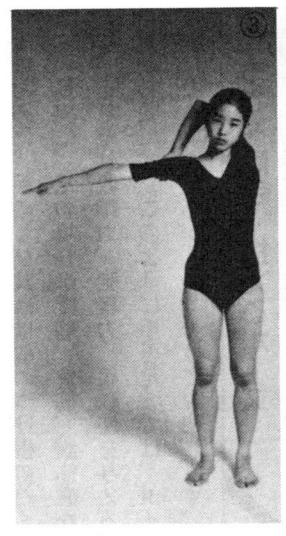
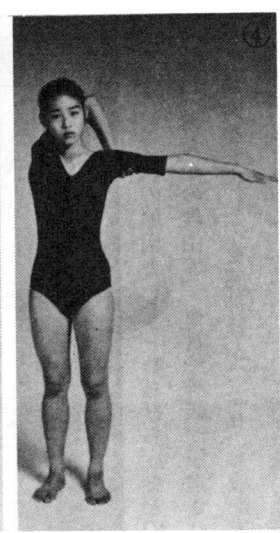

④ 같은 요령으로 왼팔을 뻗읍니다.

■ 포인트

몸을 움직이지 말고 팔만을 뻗으십시요.

소의 얼굴을 하는 자세

뻐근한 어깨를 해소해 줍니다. 휴식을 하면서 두 번 정도 반복하여 주십시요.

(제 2장 110페이지 요가의 기본 자세 참조)

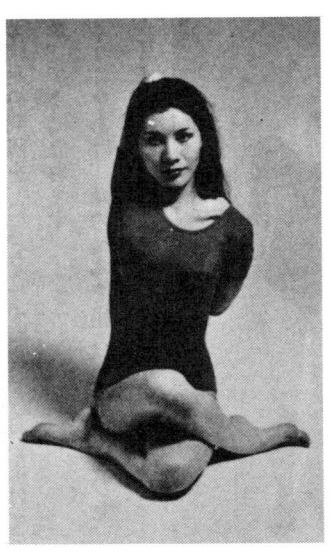

요감드라 (1)

어깨와 목, 그리고 등의 근육을 부드럽게 하여 손의 마비증세에 효과적인 자세입니다.

■ **행법**

① 연꽃 자세로 앉읍니다.
② 손을 뒤로 돌려 남자는 왼손으로 오른쪽 손등을, 여자는 오른손으로 왼쪽 손등을 쥡시다.
③ 천천히 숨을 들이쉬고 토하면서 상체를 느긋하게 앞으로 자빠뜨려 이마를 바닥에 붙이고 숨을 멈추며 열을 셉니다.

조용히 숨을 들이쉬며 상체를 일으키고 ②의 동작으로 돌아갑니다.

이를 3~5회 반복합니다.

■ **포인트**

허리가 뜨지 않도록 차분하게 행합니다.

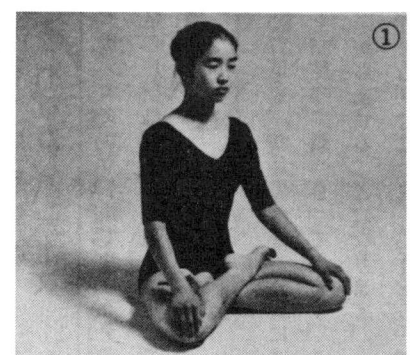

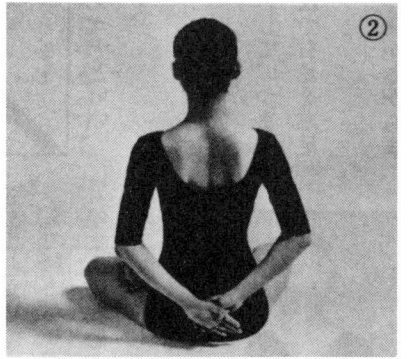

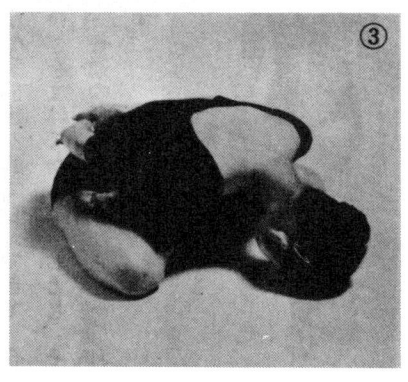

어려운 자세

■ 행법

① 꼿꼿이 섭니다.

② 오른쪽 다리를 왼쪽 다리 바깥쪽(外側)으로 돌려서 발가락을 왼쪽다리 안쪽(內側)으로 가지고 갑니다. 이로써 오른쪽 다리를 왼쪽 다리에 휘감을 수가 있게 됩니다.

③ 팔도 이와 같이 오른팔을 왼팔 바깥쪽에서 휘감아 얽고 손가락을 짭니다.

④ 휘감은 채 짜고 있는 손을 얼굴 앞으로 가지고 와서 합장(合掌)하는 모양이 되어 무릎을 구부려 몸을 낮추고, 그런 상태로 보통 하는대로 호흡을 하면서 10초 쯤 정지

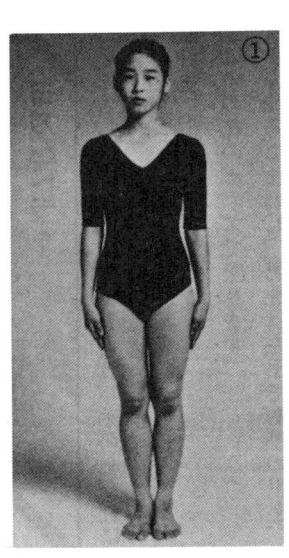

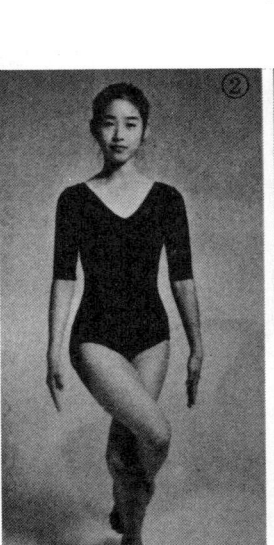

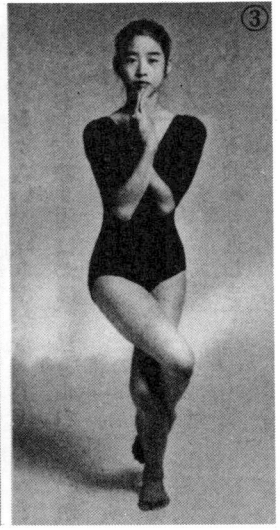

합니다.

　손과 다리를 가만히 내리고 ①로 돌아갑니다.

　⑤다음은 왼쪽 다리를, 오른쪽 다리에 휘감고 같은 요령으로 10초 동안 정지했다가 ①로 돌아갑니다.

　왼쪽 오른쪽을 번갈아가며 두 번씩 반복해 주세요.

■ 포인트

　처음에는 휘감아 얽기가 어려웁지만 천천히 깊히 휘감도록 해주십시오.

번거로운 자세

■ 행법

　① 두 다리를 주먹 하나가 되게끔 벌리고 꼿꼿이 서서 서두르지 말고 천천히 들숨을 들이마시며, 양손은 어깨 높이로, 앞으로 들어 올립시다.

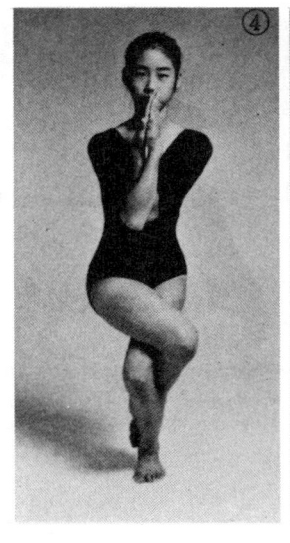
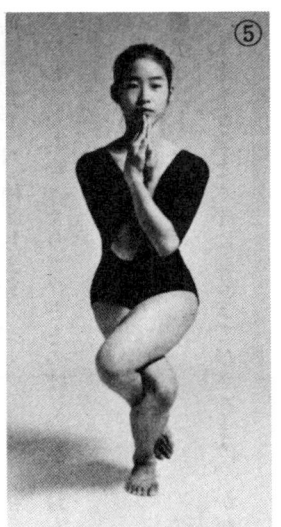
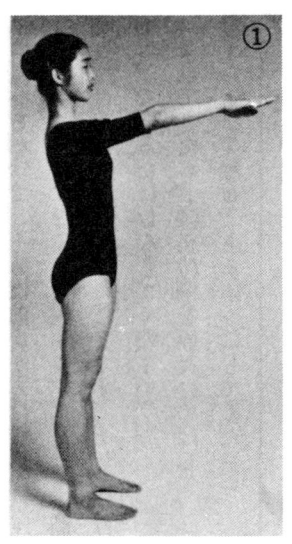

② 계속하여 천천히 날숨을 토하면서 무릎을 구부리고 상체를 낮추어 의자에 걸쳐앉는 것 같은 자세가 됩니다. 이 동작을 보통 하는대로 호흡을 하면서 15초에서 20초 동안 유지합니다.

끝나면 천천히 무릎을 펴고 손을 내립니다.

이상을 3회 쯤 되풀이해 주십시요.

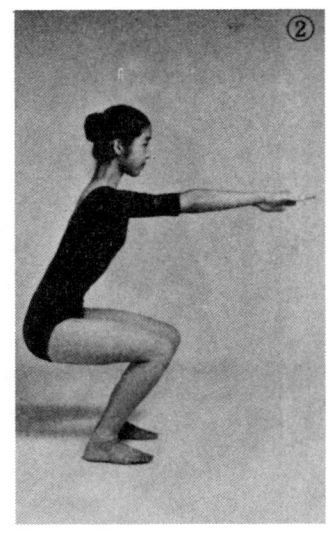

■ 포인트

넙적 다리가 바닥에 수평이 될 때까지 무릎을 구부리고 발꿈치에다 중심(重心)을 두어 상체가 앞으로 구부러지지 않고 바닥에 수직(垂直)이 되도록 합시다.

발가락의 자세
■ 행법

양쪽 발가락 끝과 두 무릎을 가지런히 하고 발끝으로 서되 엉거주춤 하듯이 반쯤 허리를 올리고 일어서려고 하는 자세를 해 주십시요. 양쪽 무릎을 붙이고 손을 그 위에 얹고 등뼈를 반듯이 하며 눈은 전방을 봅시다.

② 천천히 잠시 호흡을 하고 양손으로 오른발 발가락 끝을 들어올려 왼발의 허벅다리에 실으세요.

③ 양손을 무릎 위에 놓고 몸의 균형을 잡아 유지합니다.

④ 합장을 하고 10초 쯤 정지(靜止) 합니다.

⑤ 발을 바꾸어 왼발 발가락 끝을 오른쪽 넓적다리에 얹고 균형을 잡으면서 10초 정도 정지(靜止)합니다. 호흡은 보통으로 하세요. 그리고 여유있게 천천히 ①의 동작으로 돌아갑니다.

이상 말한 대로 2회 쯤 반복해 주십시오.

■ **포인트**

쉬운 듯 하면서도 상당히 어려운 자세 입니다. 마음을 침착하게 갖고 다리가 흔들리지 않게 정지(靜止)하여 주십시오.

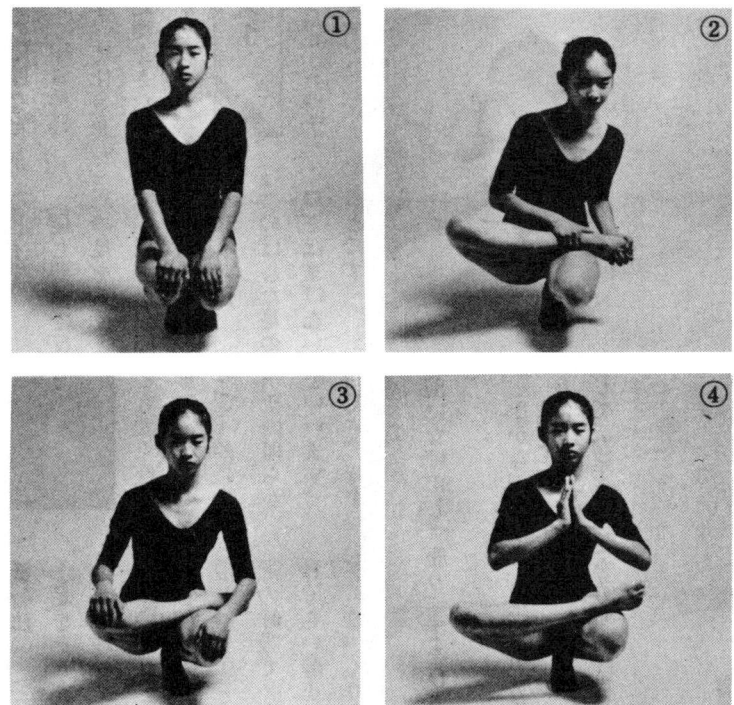

좌골신경통(座骨神経痛)의 치료

좌골신경통이라는 것은 이 신경계통에 무언가 장애를 일으켜 통증을 느끼게 되는 것을 말합니다.

귀까지 잡아끄는 활의 자세 (1)

■ 행법

① 발을 가지런히 하여 앞으로 내던지고 앉아 손을 무릎 위에 놓습니다.

② 천천히 호흡을 하면서 오른손으로 오른쪽 엄지발가락을 그리고 왼손으로 왼쪽 엄지발가락을 잡으세요.

③ 여유있게 천천히 잠시 호흡을 하고, 왼손으로 왼발을 들어올려 보통 하는 호흡으로 10초 쯤 정지(靜止)했다가 천천히 내립니다.

같은 요령으로 반대편 발을 듭니다. 이상 얘기한 동작을 두번 반복합니다.

■ 포인트

뻗은 다리의 무릎은 구부리지 않아야 합니다.

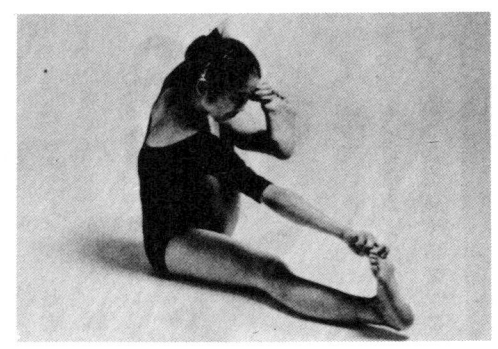

귀까지 잡아끄는 활의 자세 (2)

■ 행법

① 먼저 발을 앞으로 내던지고 앉으세요.

② 오른발을 구부려서 왼발 무릎 위에 얹으세요.

③ 왼손으로 오른발 엄지발가락을 잡고, 오른손으로 왼발 엄지발가락을 잡읍시다.

④ 느긋하고 천천히 한차례 호흡을 하고, 오른발 엄지발가락을 왼쪽 귀까지 들어 올립니다.

⑤ 느긋하게 천천히 한차례 호흡을 하고, 이번 오른손으로 왼발 엄지발가락을 잡고 그 왼발을 귀까지 들어 올리고 10초 쯤 정지했다가 내립니다.

이상, 좌우 두 번 정도식 반복하여 주십시요.

■ 포인트

발을 들어올리고 있는 손은 팔꿈치는 될수있는 대로 윗쪽으로 끌어올려 주십시요.

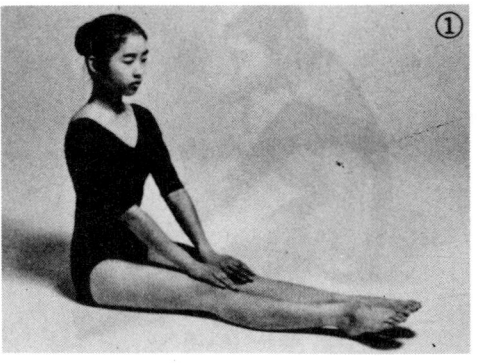

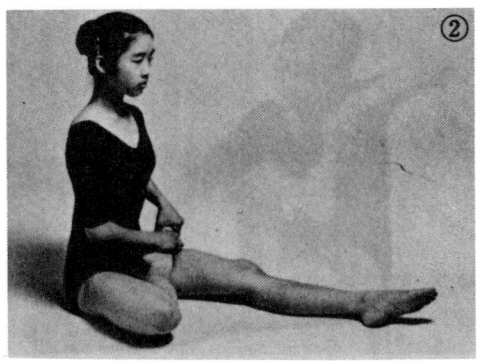

네모(四角)의 자세

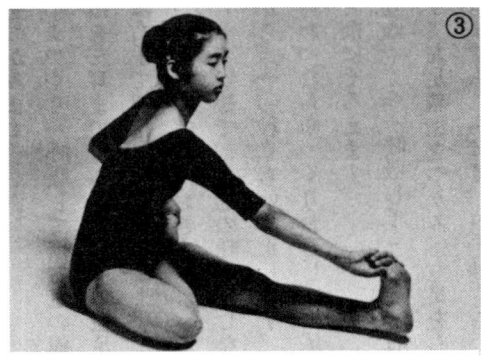

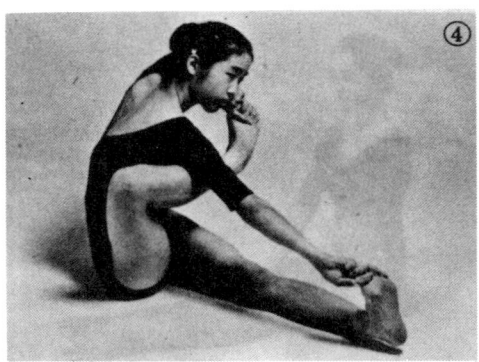

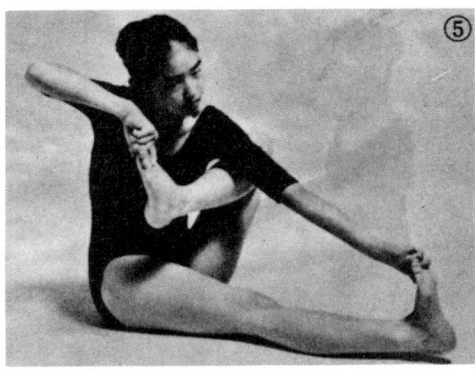

■ 행법

① 두 다리를 앞으로 내고 앉아, 왼쪽 다리를 바깥쪽에서 구부려 그 발꿈치에 볼기를 닿게 합시다. 오른쪽 다리는 무릎에서 안쪽으로 접어 발바닥을 왼쪽 무릎에 붙입니다.

② 양쪽 무릎 위에다 각기 같은쪽 손을 놓고 서두르지 말고 천천히 한차례 호흡을 하고, 오른손을 오른쪽 다리 밑으로 앞에서 넣어 들어올리고, 왼손은 목뒤로 돌려 오른손과 손가락을 짝지읍시다. 이와 같은 동작을 보통하는 호흡

을 하면서 10초 쯤 유지했다가 가만히 짝지은 손을 풀어 발을 내리고 최초의 동작으로 돌아갑니다.

③ 다음은 같은 요령으로 왼손을 왼발의 안쪽에서 밑으로 통하게 하여 들어올리고 머리 뒤로 돌린 오른손과 손가락을 짝지읍시다.

그리고 그 동작을 10초 동안 계속하지요. 호흡은 보통입니다. 끝나면 손을 놓고 발을 내립니다.

이상 설명한 대로 두 번쯤 반복합니다.

■ 포인트

상체는 쭉 곧게 뻗은 채로 합니다. 또 들어올린 발끝은 눈의 높이와 같아야 합니다.

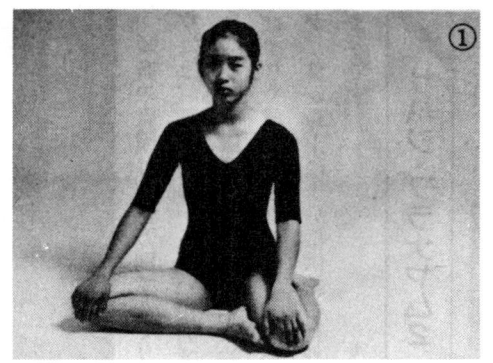
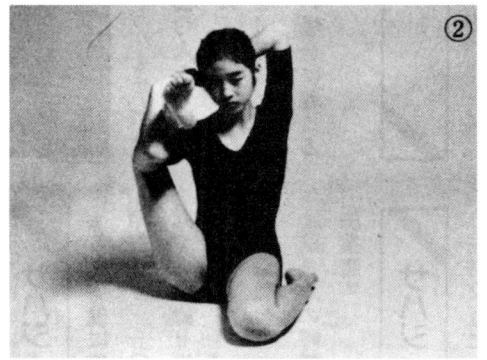
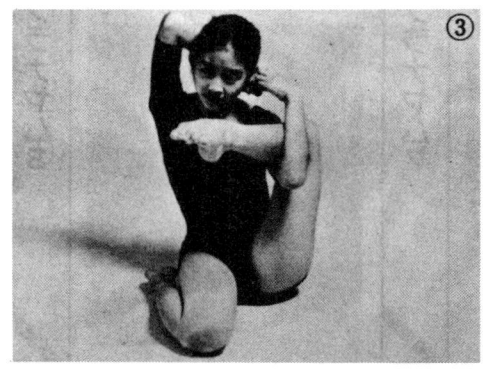

두통(頭痛)

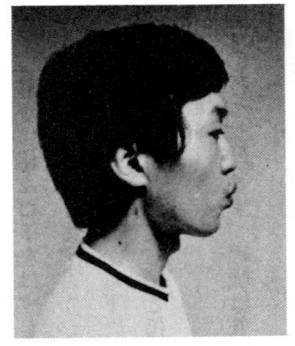

두통은 천가지 만가지 달라 한정이 없지요. 요가행법에는 원인을 알지 못하는 두통으로 고생하는 사람들에게 효과적인 호흡법이 있읍니다. 일반적으로 그런 사람은 목덜미와 어깨, 등 같은 데가 뻣뻣하여 신선한 혈액이 목에서 위로 충분하게 공급되지 못하는 경우에 일어나는 것 같습니다.

싸하지·뿌라나얌 2

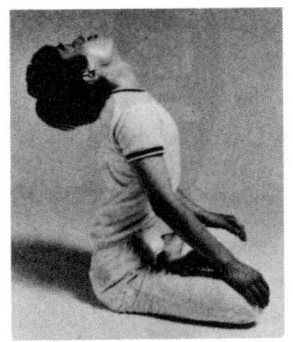

10회 정도 여유있게 서두르지 말고 정성을 다하여 반복해 주십시요.(제 2 장 66 페이지 요가의 호흡법 참조)

싸하지·뿌라나얌 3

목을 충분히 신축(伸縮)시켜서 10회 쯤 반복하여 주십시요. (제 2 장 66 페이지 요가의 호흡법 참조)

싸하지·뿌라나얌 7

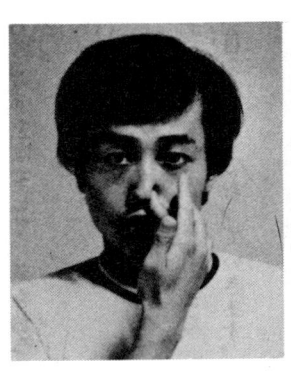

좌우 번갈아 누르며 10회 정도 반복하십시요. (제 2 장 69페이지 참조)

현기증(眩気症)의 예방과 치료

사단식(四段式) 호흡법

■ 행법

① 먼저 차분하고 천천히 위를 향해 누어 눈을 덮고, 몸을 여유있게 채근하지 않고 긴장을 풀어 편안하게 가집니다.

② 코에서 천천히 들숨을 들이쉬며 의식적으로 하복부를 부풀어가게 합니다. 그리고 천천히 날숨을 코에서 토하면서 하복부를 움푹 들어가게 우그려뜨립니다.

③ 다음은 코에서 천천히 들숨을 들이마시며 횡격막(橫隔膜) 언저리를 부풀게 합니다. 그리고 천천히 날숨을 토하면서 움푹 들어가게 우그려뜨립니다.

④ 다음에는 코에서 천천히 들숨을 들이마시며 가슴을 부풀게 하고, 천천히 코에서 날숨을 토하면서 가슴을 우그려뜨립니다.

⑤ 다시 여유있게 천천히 코에서 숨을 빨아마시며 쇄골(鎖骨) 언저리를 부풀게하고, 코에서 토해 내면서 어깨를 내립시다.

이상 말한 차례로 10회 정도 되풀이 하여 주십시요. 대단히 편해집니다. 그리고 현기증의방지가 됩니다.

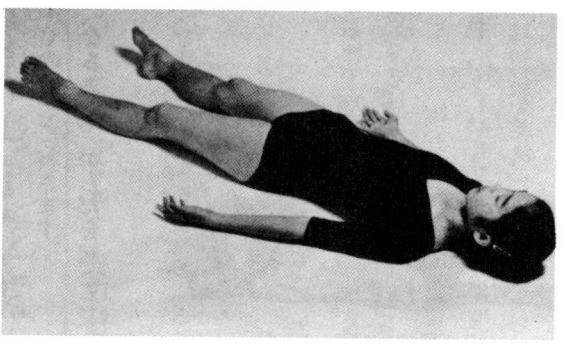

상기증(上気症)을 없앤다

상기(上気)는 머리 부위에 피가 멈춰 괴어서 손발 말초까지 혈액이 순환되지 못하기 때문이라고 생각합니다. 그래서 상기하는 듯 싶은 사람은 수족이 차지요.

상깃증의 해결에는 혈액을 몸 구석구석으로 스무드하게 흐르도록 하는 일입니다. 거기에는 다음에 설명하는 해돋이의 자세가 효과적입니다.

해돋이의 자세

■ 행법

①천장을 향해 눕고 양손을 머리 위로 쭉 늘여 뻗으세요.

②두 손과 함께 상반신을 조금식 들어올립시다. 팔 다리 척추는 쭉 곧게 뻗어 둡니다.

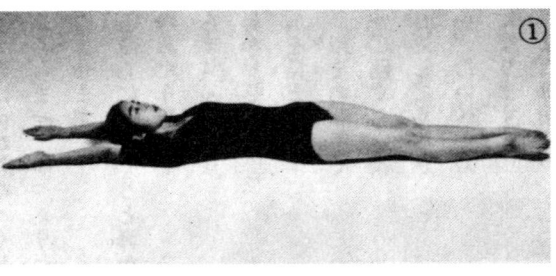

③다리와 상반신이 직각(直角)이 될때까지 몸을 일으킵니다.

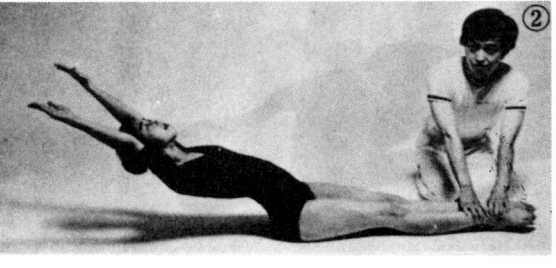

④그냥 그대로 조용히 앞으로 구부리십시요.

⑤상반신이 다리에 붙도록 구부리면 양손으로 양발을 들어 이마를 무릎에다 대고 10초 쯤 정지(靜止)합니다. 호흡은 보통 하는대로 하세요.

①에서 ⑤의 동작까지는 1분 쯤 걸리며 느긋이 하십시요.

■ 포인트

상반신을 들어올릴 때에 다리가 들어져 버리는 사람은 발목을 누군가에게 눌러주도록 하든가, 발끝을 벽에다 붙이고 하면 좋을 겁니다.

항상 등뼈를 쭉 곧게 뻗고 자세를 행하여 주십시요.

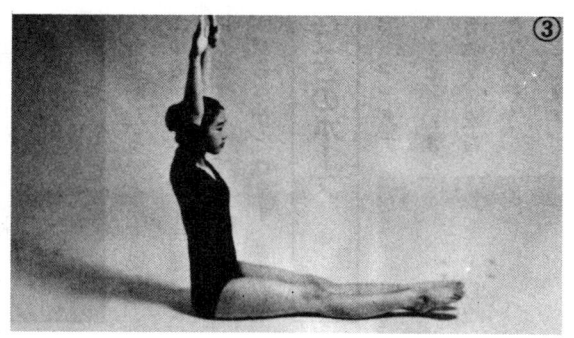

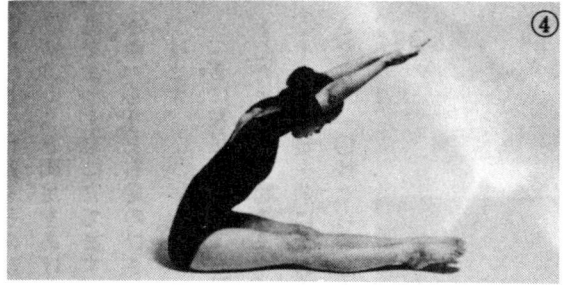

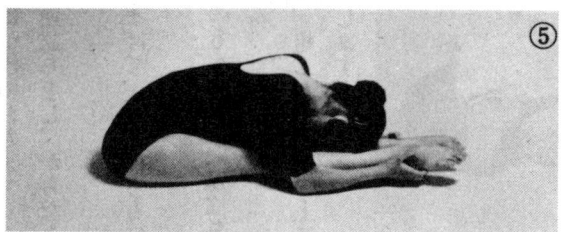

온몸이 나른할 때

연꽃 모양으로 물구나무서기 자세

■ 행법

① 정좌(正座)를 하고 느긋하게 잠시 호흡을 한 다음, 양 팔꿈치를 앞으로 내밀어 넓게 벌리고 바닥에 붙이며 두 손의 손가락을 깍지 낍니다.

② 몸을 앞으로 구부리고 머리를 두 손바닥 사이에 닿게 합니다.

③ 천천히 두 다리를 들어 물구나무서며 몸과 다리를 쭉 곧게 세웁니다.

④ 천천히 오른발 무릎을 구부려 왼쪽 허벅다리에 붙입니다.

다음 왼발을 구부려 오른쪽 허벅다리에 붙이고 물구나무선 채 발을 얽으세요.

⑤ 그대로 다리를 앞으로 자빠뜨리고 얽은 다리가 이마에 오면 10초 쯤 정지(靜止) 합니다.

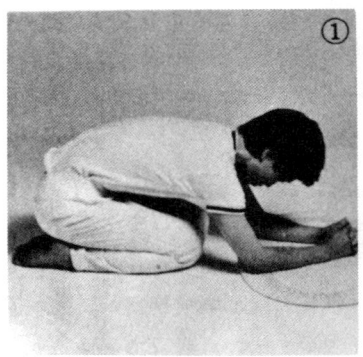
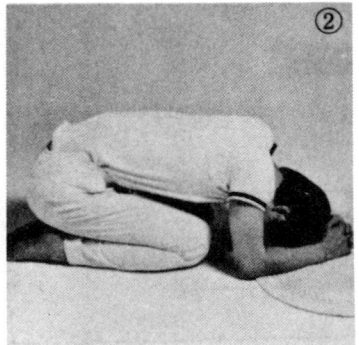

그리고 발을 얽은 채 위로 올려서 물구나무 서는 형상이 되어, 서두르지 말고 차분히 왼발을 뻗고 오른발을 뻗어 두 다리를 가지런히 합니다.

계속하여 천천히 허리를 구부려서 두 다리를 가만히 바닥에 붙이고 ②의 자세가 됩니다. 머리를 들어 정좌하여 눈을 덮고 30초 쯤 쉽시다.

■ **포인트**

물구나무서고 다리를 얽기란 어려운 일 입니다. 처음에는 바람벽 같은 데를 이용하면 좋겠지요.

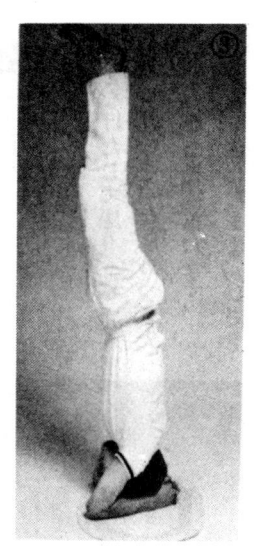

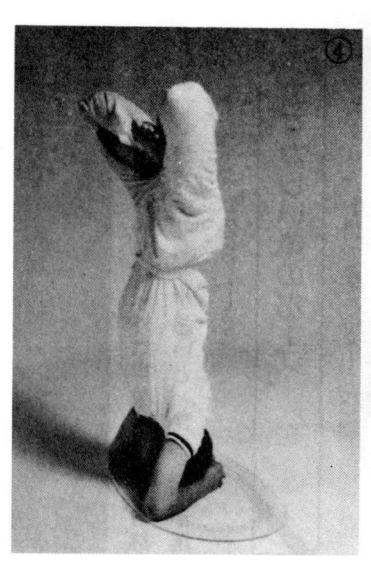

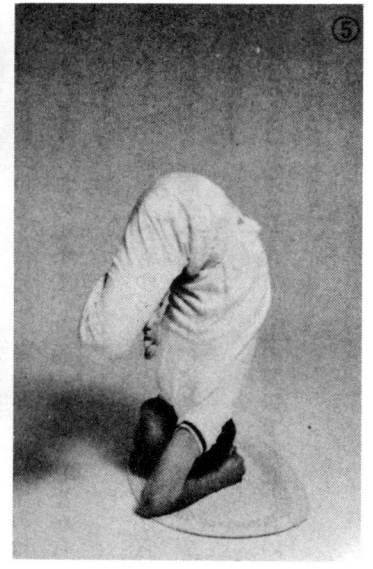

만성적인 설사를 없앤다

어려운 거북의 자세

■ 행법

①다리를 쭉 내던지고 앉아 느긋이 잠시 호흡을 하고, 오른발의 발톱 끝을 왼발 발톱 끝에다 포갭니다.

②발톱 끝을 포갠 채 무릎을 좌우로 벌립시다.

③양손을 다리 안쪽에서 바깥쪽으로 내고 허리 옆 바닥에 붙이세요.

④허리 옆으로 붙이며 동시에 머리를 다리 사이에다 푹 뒤집어 쓰게 넣으세요. 이 동작으로 보통 하는 호흡을 하면서 10초 정도 정지하고 있으세요.

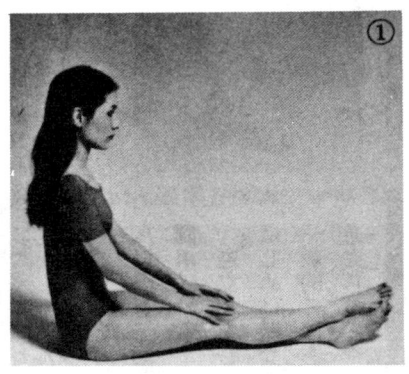

그리고 끝나거든 천천히 머리를 올리고 몸을 일으키며 두 손을 빼고 ①로 돌아가 조금 쉽시다.

휴식을 삽입하면서 위와 같은 요령으로 두 번쯤 반복하여 주십시요.

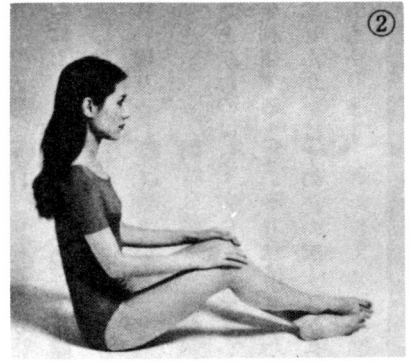

■ 포인트

거북과 같이 몸 전체를 뒤집어 쓰듯이 푹 두 다리 사이에다 감춥니다. 처음에는 잘 되지 않지만 계속하는 가운데 차차 할 수 있게 되지요.

연꽃을 올리는 자세

범어로 웃타나빠드마샤나라고 하며 배의 근육을 단련시키는 자세입니다.

■ 행법

연꽃 모양의 자세로 앉고, 손바닥을 몸옆 바닥에 붙이고 천천히 호흡을 하면서 몸 전체를 들어 올립니다. 이 동작을 10초 쯤 계속하고 조용히 내리세요.

이상 동작을 2~3회 반복해 주십시오.

■ 포인트

짜고 있는 다리를 가급적 높이 들어올려야 합니다.

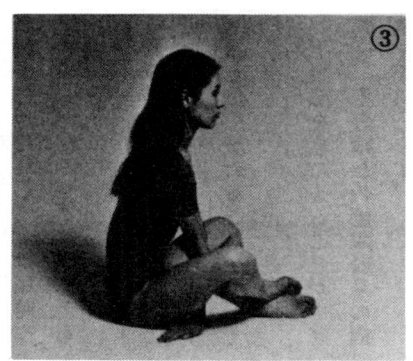

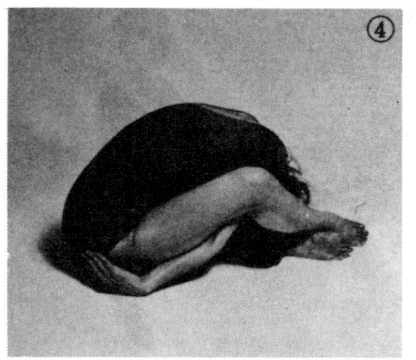

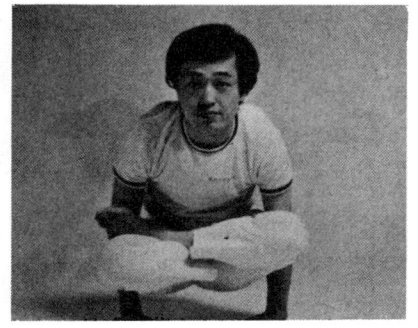

방광염(膀胱炎)의 예방과 치료

방광염은 피로와 과로, 또는 오줌을 너무 오래 참음으로 말미암아 방관이 쇠약해 있을 때 대장균의 침입으로 일어나는 수가 많습니다. 나이 상관없이 발병하며 특히 부인에게 많은 병이지요.

하복부를 단련하는 일이 방광염, 그밖의 비뇨기계(泌尿居糸)의 병을 예방할 수 있는 길이지요.

앞으로 구부리는 자세의 변형(変形)

■ 행법

①다리를 크게 벌리고 앉읍니다.

②여유있게 차분히 잠시 호흡을 하고, 몸을 앞으로 자빠뜨려 발가락 끝을 붙잡읍니다.

그대로 하고 보통 하는 호흡으로 10초 쯤 정지했다가 상체를 일으키고 발을 가지런히 합시다.

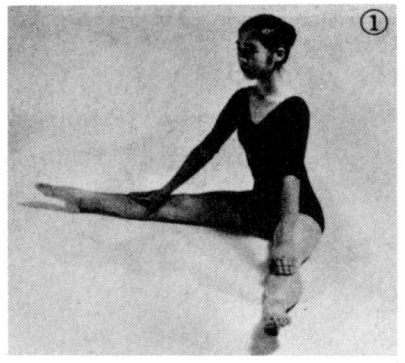

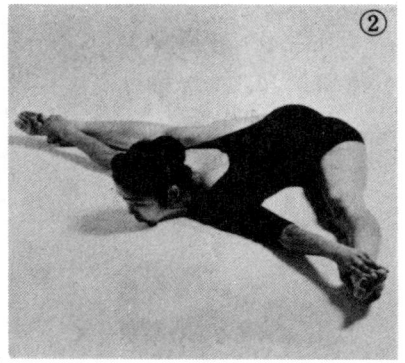

■ 포인트   다리를 가급적 크게 벌리십시오.

동그라미의 자세

범어로 챠크라샤나라고 하며 하복부를 유연하게 하지요.

■ 행법

① 천장을 쳐다보며 누웁니다. 차분하고 여유있게 잠시 호흡을 하고, 무릎을 접어 세우며 손바닥을 귀의 옆 바닥에 붙입니다.

② 조금씩 무릎과 팔꿈치를 늘여 뻗으면서 머리와 몸을 뒤로 젖혀 아치형(arch 形)으로 만드세요.

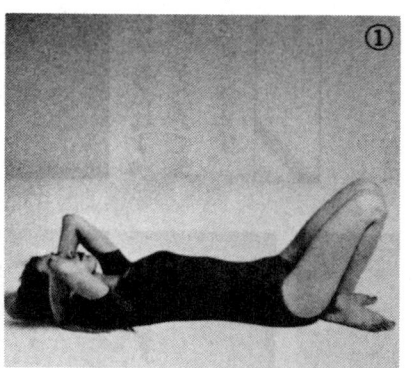

③ 그같은 동작을 계속하며 보통 호흡으로 10초 쯤 정지했다가 느긋이 팔꿈치를 구부리고, 머리를 바닥에 붙여 몸을 내리고, 다리를 뻗고 천장을 향해 눕는 자세로 긴장을 풀며 몸을 편히 합니다. 위의 동작을 두 번 정도 반복하여 주십시요.

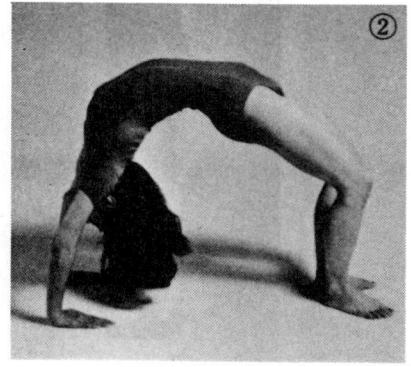

■ 포인트

될수 있으면 젖힌 몸이 그 손과 발에 가깝게 몸이 동그랗게 돼야 합니다.

쥐가 날 때의 응급조치

세운 활(弓)의 자세

■ 행법

① 몸을 꼿꼿이 세우고 느슨하게 잠시 호흡을 하고, 오른쪽 다리를 뒤로 접어 발가락 끝을 오른손으로 잡읍니다.

② 오른손으로 발가락을 잡은 채 오른발을 차올리고, 때를 같이하여 왼손도 앞으로 비스듬히 올려 몸을 활 모양으로 만듭시다. 그 동작을 10초 쯤 정지했다가 다리를 천천히 내리세요.

■ 포인트

가급적이면 발을 높이 들어야 합니다.

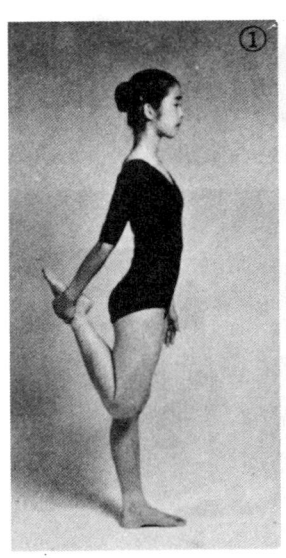
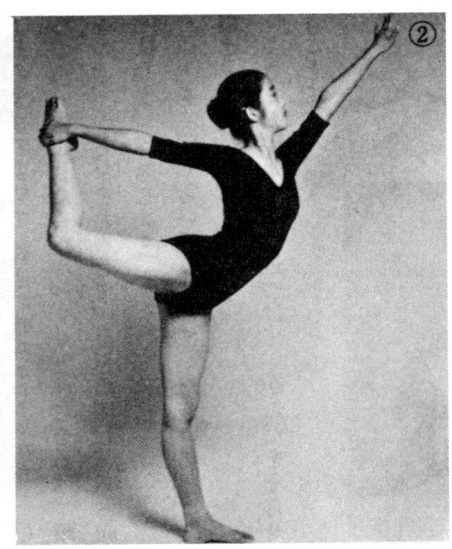

류마치스의 예방과 치료

일본 전국에 삼십만이 넘으리라고 말하고 있는 류마치스의 발병 원인은 아직도 알지 못하고 있읍니다. 완치되는 일은 드물고, 일생을 앓는 장병이 되어 버리기가 십상입니다.

증세가 가벼울 때 관절과 관절을 움직이게 하는 근육을 단련하도록 해서 근육을 위축시키지 않는 일이 중요 합니다.

정좌(正座)의 자세

척추와 발목의 관절을 단련합시다. 등뼈가 아파지도록 계속하여 주십시요.
(제 2 장 79페이지 빼죠가의 기본자세 참조)

발가락의 자세

아랫도리를 단련하고 발가락의 관절을 튼튼히 하여 평형감각(平衡感覺)을 길러주지요. 좌우 각기 두 번 정도 되풀이해 주십시요.
(제 3 장 170페이지 손과 발의 마비증 참조)

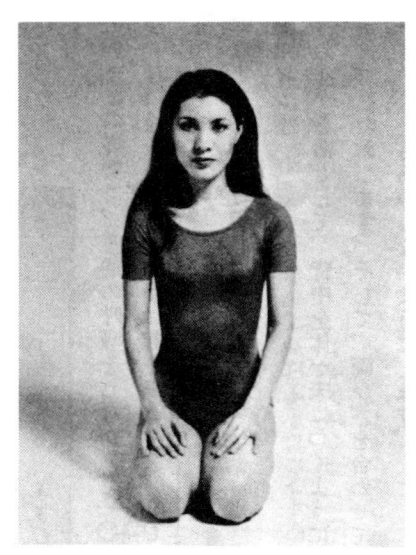

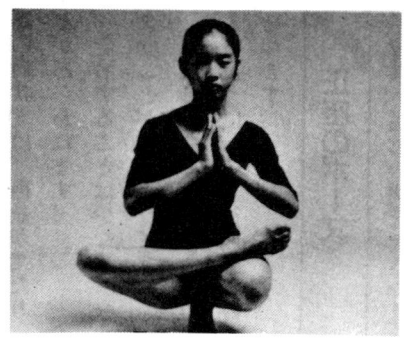

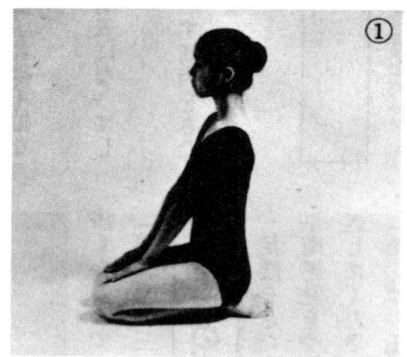

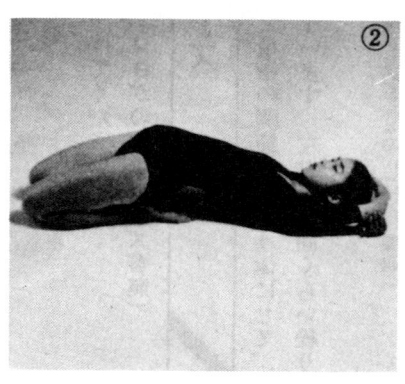

누워있으면서 정좌의 자세

범어로 스뿌트바지라샤나라고 합니다.

■ 행법

① 정좌를 합니다.

② 서두르지 말고 느긋하게 잠시 호흡을 하고, 그대로 가만히 뒤로 몸을 자빠뜨리세요. 등을 바닥에 대고 두 손으로 머리를 안고, 그 동작을 하고 있는 채 보통 하는 호흡으로 10초 정도 정지합니다. 조용히 몸을 일으켜 다시 정좌를 합니다.

이상(以上)을 두번 되풀이하여 주십시요.

■ 포인트

배를 낮추어서 등 전체가 바닥에 닿도록 몸을 자빠뜨립시다. 그리고 양쪽 무릎을 모아서 무릎이 바닥에서 뜨지 않도록 하세요.

냉증(冷症)의 예방과 치료

세모(三角)의 자세

■ 행법

① 양쪽 다리를 크게 벌리고 서서 느긋히 숨을 들이마시면서 양손을 곧바로 옆으로 어깨의 높이까지 올립니다.

② 숨을 토해 내면서 양손은 뻗은 채 상체를 천천히 오른쪽 옆으로 구부립니다. 그때 오른손은 오른쪽 발가락 끝을 잡으세요.

위의 동작을 두 번 정도 반복하여 주십시요.

■ 포인트

몸을 구부릴 때는 곧바로 옆으로 90도를 구부리세요.

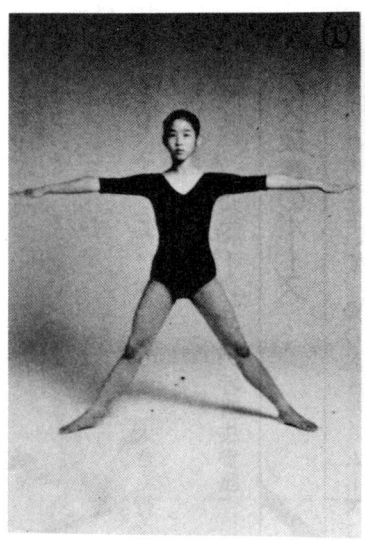
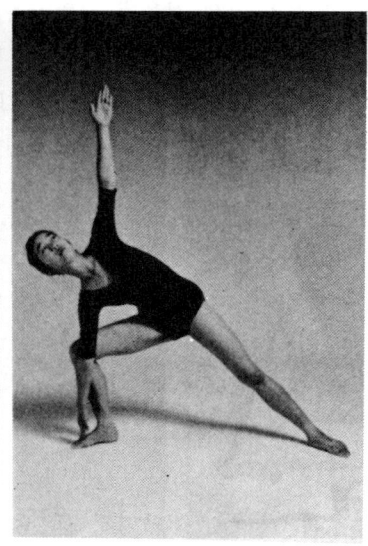

병의 예방과 병을 앓는 사람을 위해서

위장(胃腸)을 강하게 한다

위장을 튼튼하게 하기 위해서는 위장에 자극을 주어 그 활동을 활발하게 해주고 소화선(消化腺)의 분비를 정상적으로 만들어 주는 일입니다. 그리고 복부의 근육을 단련하는 것도 중요하지요.

요가의 자세 가운데는 위장을 강하게 하는데 힘이 되는 자세로서 코브라의 자세, 메뚜기의 자세, 활의 자세, 토끼의 자세 등등 상당히 많습니다마는 다음에 드는 것은 그 중에서도 가장 효과적인 호흡법과 자세랍니다.

아그니샤・도우티 (1・2)

위장의 소화력을 촉진시키는 데는 효과가 있지요.

이밖에는 호흡법 중에서 아그니샤・쿠리야가 장(腸)의 정화(淨化)에 효과가 있으니 두가지를 합해서 행하면 좋을 겁니다.

두가지 다 가급적이면 서두르지 말고 여유있고 크게 행하여 주십시오.

(제 2 장 77, 78페이지 요가의 호흡법 참조)

가스를 빼는 자세

장내(腸內)의 가스를 빼므로써 장의 활동을 스무드하게 할 수 있도록 도웁니다.

허벅다리와 배의 사이에다 목욕용 타월수건을 끼워주면 효과적이지요.

오른쪽 다리와 왼쪽 다리를 서로 번갈아가며 구부리고, 휴식을 삽입하면서 2~3회를 반복합니다.

(제2장 86페이지 요가의 기본자세 참조)

위로 끌어당기는 자세

범어로 우디야나반다라고 말합니다. 위장을 위로 밀어올려서 자극을 주고, 그 활동을 도웁지요.

■ 행법

꼿꼿이 서서 두 다리를 어깨넓이 보다 조금 좁게 벌립시다. 양손은 넓적다리 위에 놓아주십시오. 서두르지 말고 느긋이 코에서 들숨을 들이마시며 이를 입에서 옴실옴실 토해 냅니다. 그리고 호흡을 그치고, 상체를 조금 앞으로 구부리고 힘껏 힘을 주어 위를 움푹 들어가게 움츠리고, 그 위장을 위로 끌어올립니다. 배가 커다랗게 움츠러지지요. 그냥 그대로 10초 쯤 정지(靜止) 했다가 천천히 위장을 되돌리고 상체를 듭니다.

위의 요령으로 4회에서 5회 반복하여 주십시요.

■ 포인트

위장을 끌어올리는 시간을 차츰 늘이십시요.

간장(肝臟)을 강하게 한다

간장은 「간장과 신장」이라는 말이 있을 만큼 신장과 더불어 내장들 중에서도 중요한 기능을 가지고 있는 장기(臟居)입니다. 횡격막 아래 중심 보다는 좀 오른편에 있어 어른의 경우 1000 그램이 더 가는 큰 장기지요.

간장은 비타민 미네랄 효소 등 영양소를 분해 저장 합성 또는 조정(調整)하는 구실을 하고 있읍니다. 또한 몸에 해가 되는 알콜과 약물(藥物)의 해독작용을 할뿐 아니라 그것들을 몸밖으로 내어쫓는 일도 하고 있읍니다. 이와 같이 중요한 구실을 하고 있는 간장은 튼튼하게 만들어져 조금 쯤 혹사를 해도 나빠지지는 않기 때문에 자각증상(自覺症狀)을 느끼게될 때는 상당히 악화되어 있는 수가 많은 것 같습니다.

부드러운 거북의 자세.

간장의 활동을 돕는 자세입니다. 다른 자세와 같이 편성하여 두 번쯤 반복해 주십시요. (제2장 94페이지 참조)

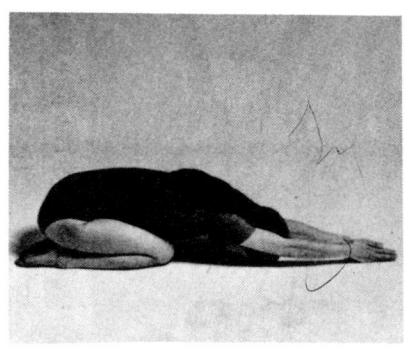

요감드라 (2)

요감드라에는 여러가지가 있지만 여기서는 간장을 강화하는데 특히 효과가 있는 자세를 설명 합니다.

■ 행법

① 먼저 연꽃 모양의 자

세로 앉읍니다 만은 이번에 한해서 왼쪽 다리부터 짜 주십시요.

②양쪽 손가락을 가지런히 하고 그 손바닥을 배에 댑시다. 손과 손은 가운뎃손가락이 배꼽에 가볍게 닿도록 해야 합니다.

그리고 8초에서 10초 정도 동안 손바닥으로 배를 밀면서 숨을 들이마십니다.

③들이마시는 일이 끝나면 배를 누르고 있는 채로 상체를 앞으로 자빠뜨리고 이마를 바닥에 붙입시다. 호흡을 그치고 10초 쯤 정지(靜止) 했다가 천천히 몸을 일으켜 쭉 곧은 자세가 되면, 서두르지 말고 천천히 날숨을 토해 내면서 손을 늦춥니다.

이상 말한 동작을 다섯 번 쯤 되풀이하여 주십시요.

■ 포인트

배를 충분히 눌러야 한다는 일입니다.

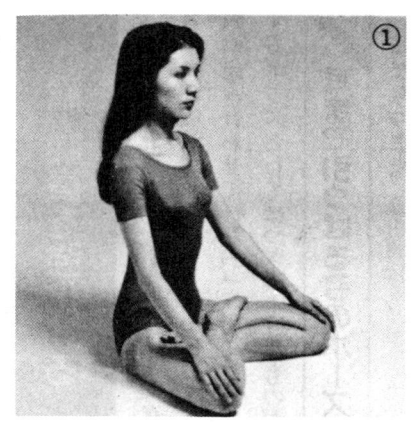

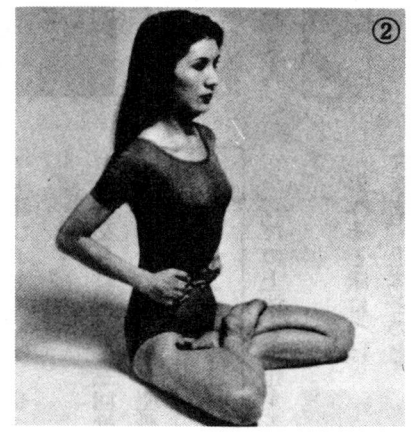

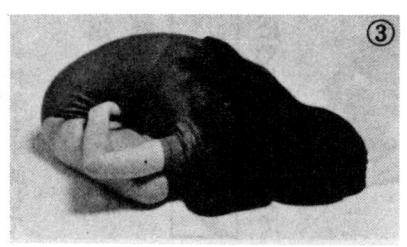

심장과 폐장을 튼튼히 한다

귀까지 끌어당기는 활의 자세 2

머리에서부터 발가락 끝까지 혈액이 원활하게 흐를 수 있도록 작용을 합니다.

발을 완전히 귀가 있는 자리에까지 끌어 올리도록 해주십시요. 엉거주춤한 자세로는 애써 하는 효과가 반으로 줄지요.

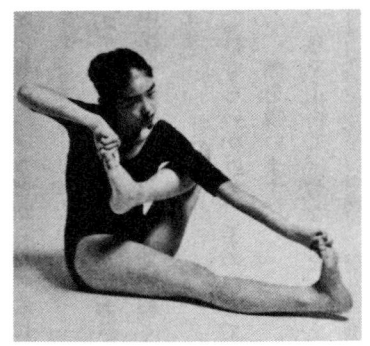

좌우 양쪽으로 번갈아가며 반복하여 주세요. (173페이지 참조)

코브라의 자세

배꼽을 바닥에다 붙인 채로 상체와 목을 될 수 있는 데까지 늘여뻗어야 효과가 오릅니다.

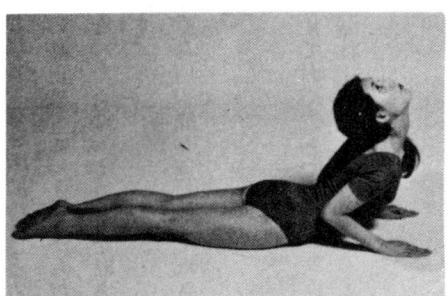

2～3 회 되풀이하여 주십시요.

(제 2 장 88페이지 요가의 기본자세 참조)

저혈압 (低血壓) · 고혈압 (高血壓)

혈압에 이상(異常)이 있는 사람에게는 몸을 뒤로 젖히는 자세는 위험 합니다. 혈압을 정상적인 상태로 돌리는데 효과가 있는 자세는 여러가지 호흡법이지요. 그 외에도 다음과 같은 자세가 효과적입니다.

요감드라 (1)

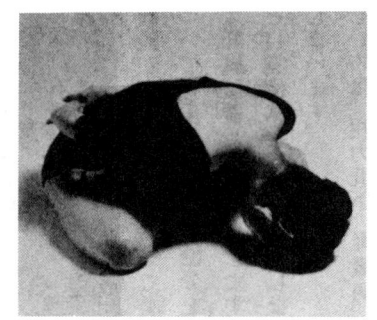

연꽃 모양의 자세를 못하면 책상다리도 상관없지요. 서두르지 말고 차분하게 행하여 주십시요. 열 번 정도 계속해 주시면 합니다.

상체를 앞으로 구부렸을 때 뒤로 짜고 있는 손을 위로 올리는 요감드라 3 도 효과가 있지요. 합해서 하면 좋을 겁니다.

(제 3 장 167 페이지 손발의 마비 참조)

맛함드라

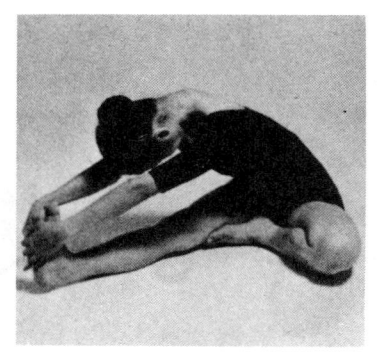

상체를 앞으로 자빠뜨렸을 때 인후(咽喉)와 항문(肛門)을 굳게 죄어 주십시요. 좌우(左右) 각각 열 번씩을 한 세트로 하여 이를 두 번 행하십시요.

(第三章 124 페이지 비듬 · 가려움 · 탈모증 참조)

당뇨병(糖尿病)의 예방과 치료

당뇨병이 무서운 것은 시력저하(視力低下) 신장병 신경통 같은 합병증을 병발하는 일이지요.

평소부터 췌장의 기능을 증진시키는 운동을 하고 당분 섭취를 제한하며 당뇨병 예방에 마음을 써주십시요.

당뇨병을 예방하는 자세로 다음과 같은 것이 있읍니다.

머리를 무릎에 붙이는 자세

머리에 무릎을 붙이는 자세도 마찬가집니다.

췌장의 정상적인 활동을 도웁니다.

구부린 다리의 발꿈치를 항문 앞에다 딱 붙이도록 합니다. 좌우 양쪽 두 번씩 하는 정도로 반복하여 주십시요.

(제 2 장 100페이지 요가의 기본자세 참조)

영웅(英雄)의 자세

■ 행법

① 왼발을 쭉 곧게 앞으로 내밀고, 동체를 중심하여 앞 뒤로 벌리며 서 주세요.

② 들숨을 들이마시며 양손을 양쪽으로 크게 동그라미를 그리고 머리 위에서 합장(合掌)을 합니다.

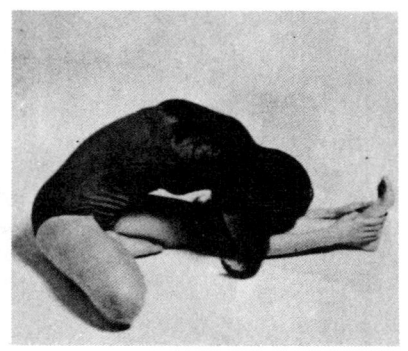

③날숨을 토하면서 왼쪽 무릎을 구부리고, 거기다 체중을 걸으세요.

④체중을 왼쪽 다리에 걸고 있는 채로 상반신을 뒤로 젖힙니다. 팔은 귀 곁에 붙인 그대로, 몸과 함께 젖힙니다.

⑤이를 끝내면 상체를 천천히 일으켜 무릎을 펴고 손을 양쪽에서 내리고 왼쪽 다리를 당깁니다.

■ 포인트

앞으로 내민 다리에다 체중을 거의 얹다시피 하고, 뒤로 놓인 다리 무릎을 구부리지 않도록 주의합시다.

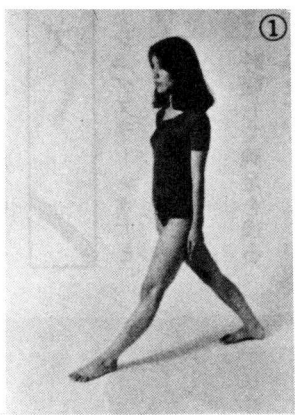
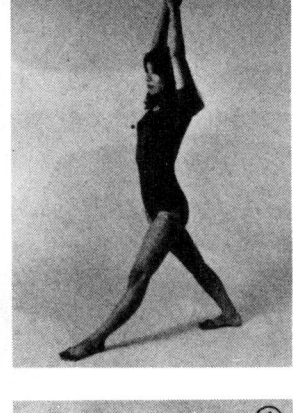
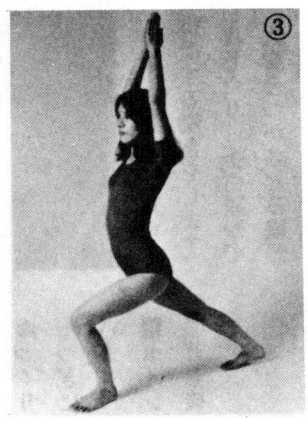
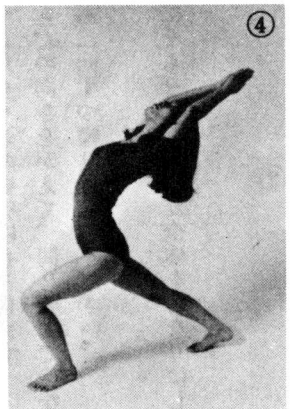

신장(腎臟)을 튼튼히 한다

옆으로 향하는 활의 자세

범어로 빠슈다누라샤나라고 하며 신장의 기능을 높이는데 효과가 있지요.

■ 행법

① 옆으로 몸을 뉘이고, 여유있게 천천히 잠시 호흡을 하고, 두 다리를 뒤로 돌려 이를 각자의 손으로 붙잡읍니다.

② 한번 더 차분하게 천천히 잠시 호흡을 하고, 발을 차는 듯 하여 머리도 같이 뒤로 젖힌 몸이 됩시다.

그대로 보통 하는 호흡으로 10초 쯤 정지(靜止) 했다가 천천히 원래의 자세로 돌아갑니다.

다음은 몸의 방향을 바꿔, 같은 요령으로 행하십시요.

■ 포인트

물론 목도 뒤로 젖혀 몸 전체가 잡아당긴 활의 모양이 돼야 합니다.

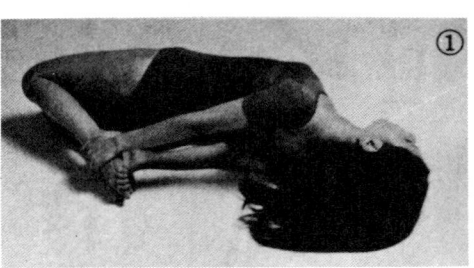

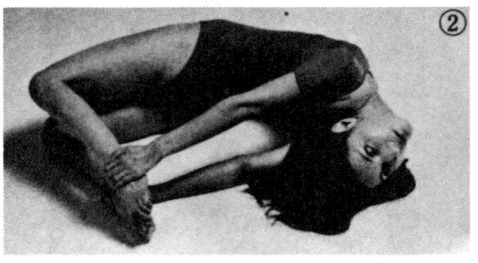

낙타의 자세 변형(変形)

■ 행법

① 정좌(正座)를 하고 차분하고 천천히 잠시 호흡을 하고 허리를 들어 무릎 사이를 주먹 하나 쯤 들어가게 벌립니다. 손은 가슴에 대어 둡니다.

② 가만히 상체를 뒤로 젖힙시다.

③ 머리를 가급적이면 숙이고 배를 앞으로 내밉시다.

그냥 그대로 보통 하는 호흡을 하면서 10초 쯤 정지 합니다.

천천히 몸을 일으켜 정좌로 돌아갑니다.

휴식을 삽입하고 세 번 정도 반복하여 주십시오.

■ 포인트

머리를 숙이고 배를 앞으로 내밀도록 명심해 둘 일 입니다.

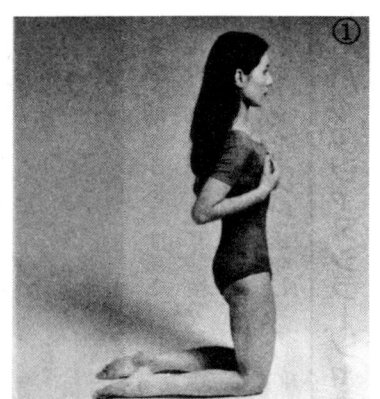

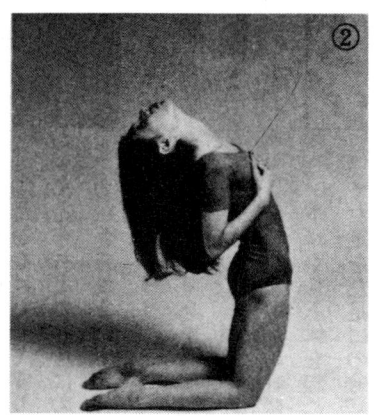

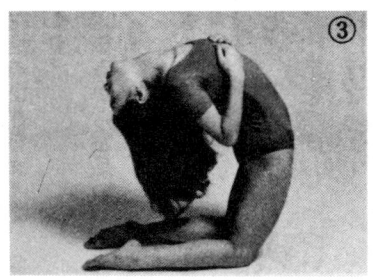

췌장 (膵臟)

췌장의 기능이 저하하면 인슐린 (insulin)이라고 하는 홀몬의 분비가 줄어 당분이 오줌속에 섞여 배설됩니다. 이를 당뇨병이라고 하지요. 여기에 췌장의 기능을 높이는 자세를 셋 소개합니다.

밧타자누시라샤나

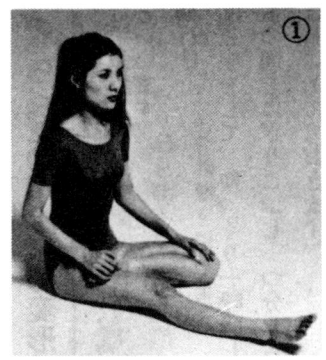

■ 행법
① 다리를 내던지고 앉아 왼쪽 무릎을 구부리고 발가락 끝을 오른쪽 허벅다리에 얹습니다.

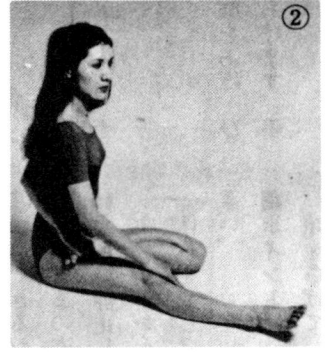

② 왼손을 등 뒤로 돌려 뒤에서 왼발 발가락 끝을 잡으세요.
③ 천천히 숨을 들이마시고 토해 내면서 상체를 오른쪽 다리 위로 자빠뜨리고 이마를 무릎에다 붙입니다.

그대로 있으면서 보통 호흡으로 10초 동안 정지합니다.

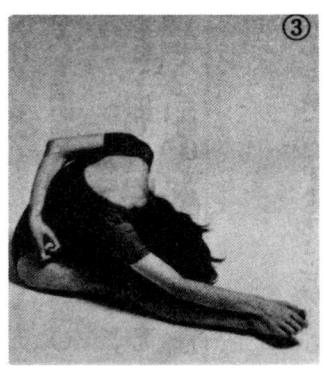

■ 포인트

허벅다리에 올려놓은 발로 배를 압박하세요.

닭의 자세

■ 행법

① 다리를 내던지고 앉아, 오른쪽 다리를 접어 구부리고 발끝을 왼쪽 허벅다리에 얹으세요. 배에다 붙이듯이 하며 오른발을 자기 쪽으로 끌어 당깁니다.

② 그리고 오른손을 다리와 다리 사이에다 넣어 바닥에 붙이세요.

③ 다음은 왼손으로 왼발을 들어올려 발가락 끝을 오른쪽 허벅다리 위에다 얹읍니다.

④ 왼손을 다리와 다리 사이에다 넣고 오른손과 나란히 바닥에 짚습니다.

⑤ 두 손을 단단히 바닥에 붙이고, 차분하고 천천히 호흡을 하고 두 손으로 몸을 받치고 들어 올립시다. 손의 위치가 좋지 못하면 평형(平衡)을 잡지 못하고 몸을

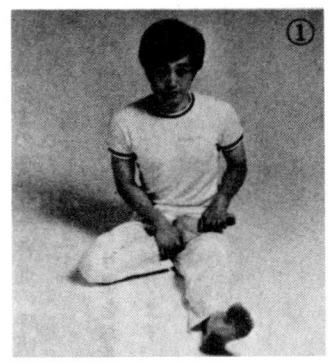

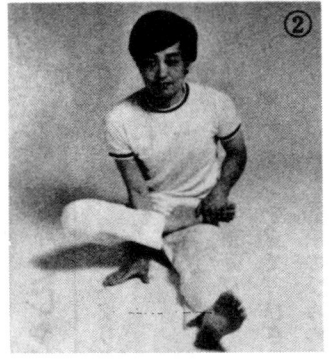

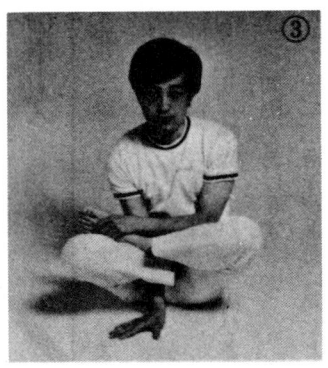

들어 올릴 수가 없지요.

이와 같은 동작으로 보통 하는 호흡을 하면서 10초 쯤 정지하고 있으세요.

■ 포인트

몸의 균형을 유지하며 짜고 있는 발을 할 수 있는 데까지 높이 들어주세요.

공작(孔雀)의 자세

■ 행법

① 정좌(正座)를 하고 여유있고 느긋이 잠시 호흡을 한 다음, 양쪽 무릎을 세워 무릎과 무릎 사이에 간격을 둡니다.

② 손바닥을 맞추어 손가락이 자기쪽을 향하게 하고, 허벅다리 사이로 넣어 바닥에 짚읍시다.

③ 몸을 앞으로 자빠뜨리고, 양쪽 팔꿈치를 가지런히 하여 팔꿈치가 배꼽 언저리에 오도록 하고, 거기 체중이 걸치게 합니다. 균형을 잡으면 조금식 발을 들어 올립니다.

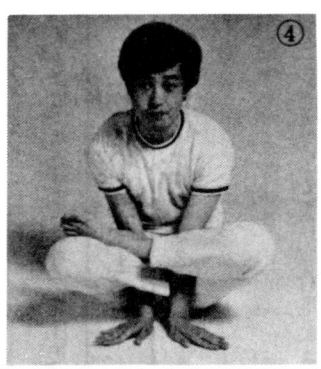

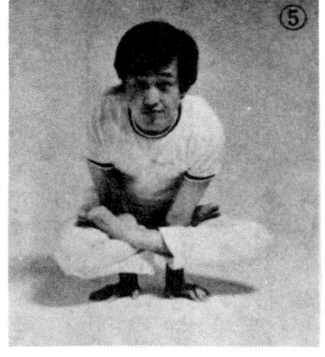

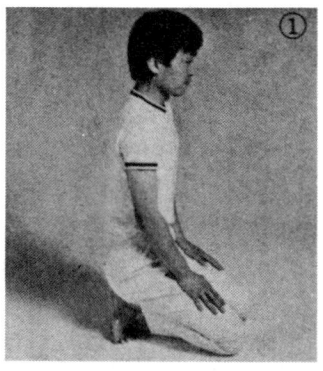

④몸을 팔꿈치로 받치고 다리를 길게 뻗어 수평(水平)의 상태로 만듭니다.

10초 정도 그 동작을 유지하면서 보통 하는 호흡으로 정지(靜止) 합니다.

머리를 내리고, 다리를 내려 정좌의 동작으로 돌아갑니다.

이상 얘기한 요령으로 두번쯤 반복해 주십시요.

■포인트

손을 바닥에 짚고, 양쪽 팔꿈치를 배꼽 언저리에 모아두면 체중을 받치기 쉬울 뿐 아니라 몸 전체의 균형을 잡기도 어렵지 않지요.

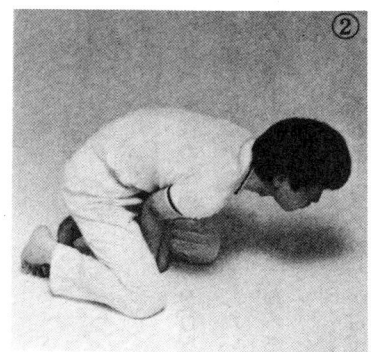

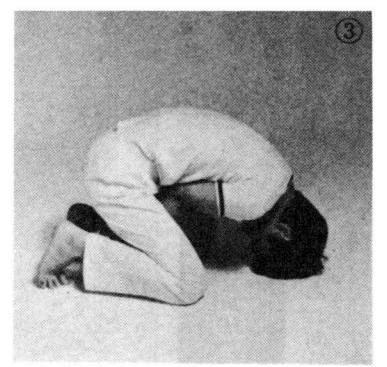

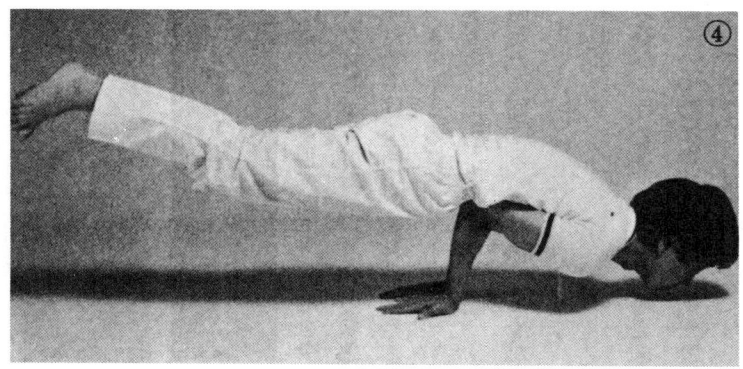

```
판 권
본 사
소 유
```

현대 요가미용건강 교본

2011년 6월 20일 인쇄
2011년 6월 30일 발행

지은이 | 현대레저연구회
펴낸이 | 최 상 일

펴낸곳 | 태을출판사
서울특별시 중구 신당6동 52-107(동아빌딩내)
등 록 | 1973 1.10(제4-10호)

ⓒ2009. TAE-EUL publishing Co.,printed in Korea
※잘못된 책은 구입하신 곳에서 교환해 드립니다

■ 주문 및 연락처
우편번호 100-456
서울 특별시 중구 신당 6동 제52-107호(동아빌딩내)
전화: 2237-5577 팩스: 2233-6166

ISBN 89-493-0310-8   13690

현대인의 건강과 행복을 추구하는

최신판「현대레저시리즈」

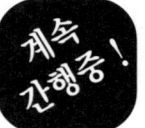 계속 간행중!

각박한 시대 속에서도 여유있게 삽시다!!

현대골프가이드
● 초보자를 위한 코오스의 공격법까지를 일러스트로 설명한 골프가이드!

현대요가미용건강
● 간단한 요가행법으로 날씬한 몸매. 잔병을낫게 하는 건강비법 완전 공개!

현대태권도교본
● 위협적인 발차기와 가공할 권법의 정통 무예를 위한 완벽한 지침서!

현대복싱교본
● 복싱의 초보자가 챔피언이 될 수 있는 비결을 완전 공개한 최신 가이드!

현대펜싱교본
● 멋과 품위, 자신감을 키워주는 펜싱의 명가이드!

현대검도교본
● 검술을 알기 쉽게, 빠르고 정확하게 체득 할 수 있는 검도의 완벽한 지침서!

현대신체조교본
● 활력이 넘치는 싱싱한 젊음을 갖는 비결, 현대 신체조에 대한 완전가이드!

현대즐거운에어로빅댄스
● 에어로빅댄스를 통하여 세이프업한 체형을지키는 방법 완전공개!

현대보울링교본
● 몸도 젊게, 마음도 젊게, 남녀노소 누구나 즐길 수 있는 최신 보울링 가이드!

현대여성헬스교본
● 혼자서 틈틈이, 집에서도 손쉽게, 젊은 피부·매력있는 몸매를 가꾸는 비결집!

현대디스코스텝
● 젊은층이 즐겨 추는 최신 스텝을 중심으로 배우기 쉽게 엮은 디스코 가이드!

현대소림권교본
● 소림권에 대해 흥미를 가지고 있는 초보자를 위하여 만든 소림권 입문서!

현대태극권교본
● 천하무적의 권법으로 알려지고 있는 태극권의 모든 것을 공개한 지침서!

현대당구교본
● 정확한 이론과 올바른 자세를 통한 초보자의 기술 향상을 목표로 한 책!

현대유도교본
● 작은 힘으로 큰 힘을 제압하는 유도의 진면목을 익힐 수 있도록 편집된 책!

＊ 이상 전국 각 서점에서 지금 구입하실 수 있읍니다.

태을출판사   ＊주문 및 연락처
서울 중구 신당6동 52-107(동아빌딩내)   ☎ 02-2237-5577